몸이 굳은 사람일수록
살이 빠지는 스트레칭

몸이 유연해지면 체지방은 감소한다!

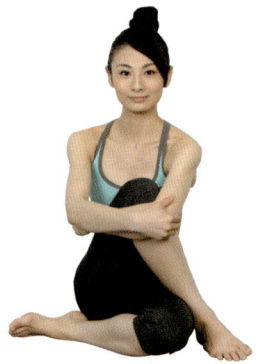

몸이 굳은 사람

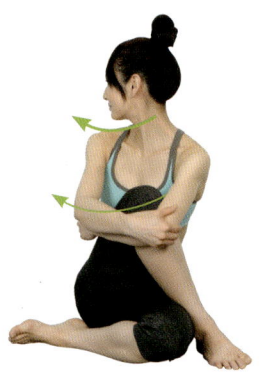

보통인 사람

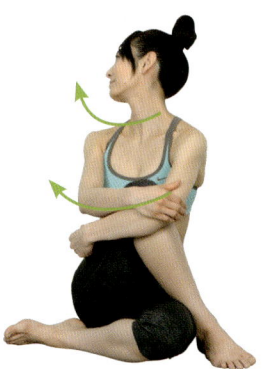

유연한 사람

머리말

'스트레칭으로 다이어트!?', '스트레칭을 하면 지방이 연소되는 게 맞아?'

이런 의문을 가질 사람이 많을 것 같습니다. 일반적으로 체지방을 줄이는 데에는 워킹이나 조깅 같은 유산소운동이 효과적이라고 합니다. 누구나 알고 있는 다이어트 상식이지요. 그런데 스트레칭에도 체지방을 줄이는 효과가 있습니다. 근육을 가장 이완시키기 쉬운 자세로 동작을 하는 스트레칭과, 혈액순환을 돕는 근육 기능을 최대한 살린 스트레칭을 통해 유산소운동 이상으로 지방을 연소하는 것이지요. 다이어트에서 실패하기 쉬운 요요현상이나 굵은 근육이 붙는 고민, 통증 문제를 해결해주는 것도 스트레칭의 장점입니다.

'나한테는 무리일 거야'라고 생각하는 사람이 있을지 모르겠습니다. 그렇게 생각하는 사람들 대부분은 아마 몸이 굳은 사람일 것입니다. 사실 텔레비전이나 잡지에 나오는 스트레칭 자세라면 제대로 못 잡는 사람들이 많습니다. 하지만 그런 자세를 못한다고 스트레칭을 해도 살이 빠지지 않는 것은 아닙니다. 몸이 굳은 사람에게는 굳은 사람 나름의 근육 이완법이 있습니다. 그런 사람들에게 맞는 스트레칭이 있는 것이지요. 그 요령을 바탕으로 꾸준히 지속하면 어느 순간 근육 깊숙이까지 이완시킬 수 있게 됩니다. 근육이 유연해지면 관절이 움직이는 범위가 넓어질 뿐만 아니라 혈액순환도 개선됩니다. 똑같은 일상 동작으로도 기초대사가 향상되기 때문에 에너지 소모가 커지는 것이지요.

이처럼 유연성이 좋아지면 체지방은 감소하기 때문에 몸이 굳어있는 사람일수록 보다 큰 성과를 얻을 수 있습니다. 우선은 올바른 자세로 단계를 거쳐 근육을 이완시킵니다. 그것이 스트레칭의 시작입니다. 이 책은 몸이 굳은 사람, 보통인 사람, 유연한 사람을 대상으로 유연성에 따라 3단계로 맞춤 동작을 알려줍니다. 사람은 저마다 현재의 유연성이 다르므로 어느 단계에서 시작해도 좋습니다. 스트레칭으로 근육이 유연해지는 것을 느끼며 실천하기 바랍니다. 어느새 몸이 가벼워지고, 건강하게 살이 빠질 것입니다.

메디컬 트레이너 **이와이 다카아키**

스트레칭하기 전에 알아두면 좋은 근육 명칭

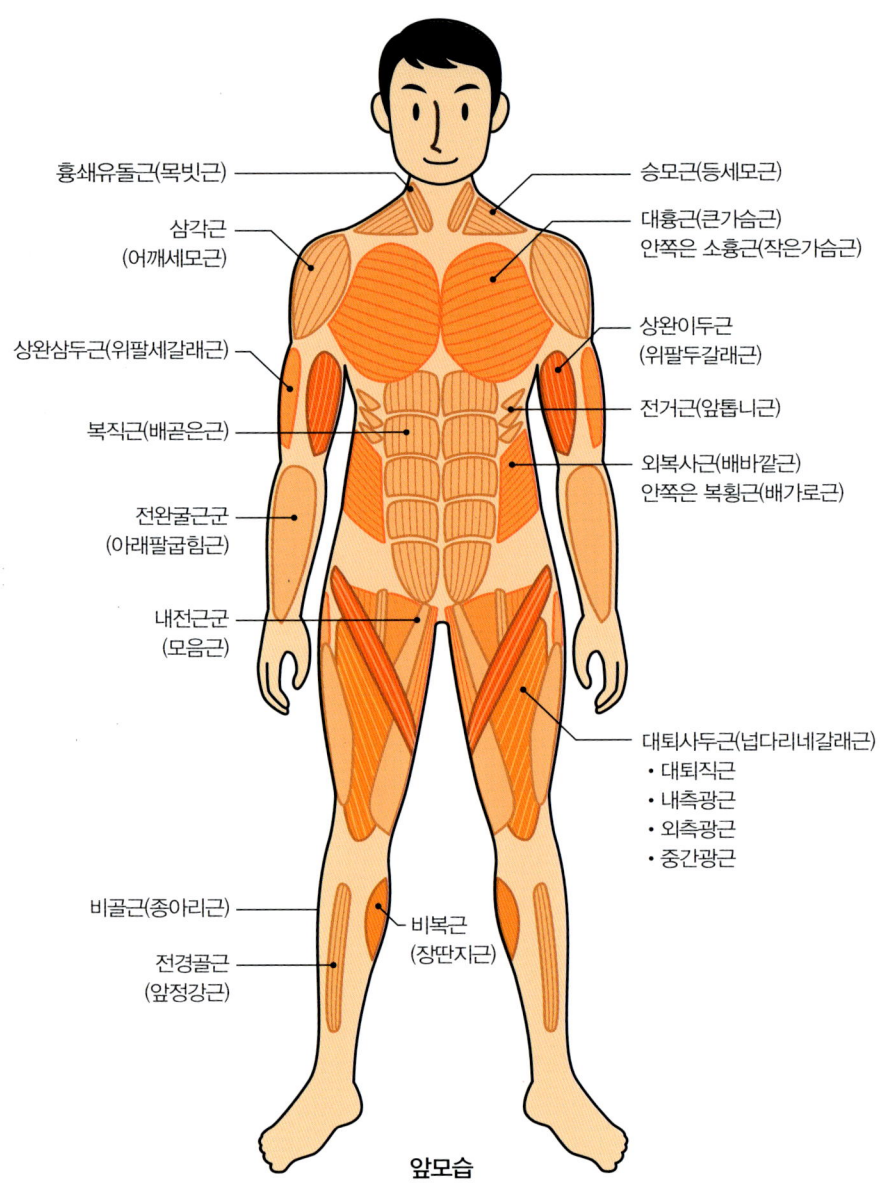

앞모습

스트레칭으로 이완시킬 근육 명칭과 부위를 잘 기억해 어디가 이완되고 있는지를 의식하며 따라하기 바랍니다.

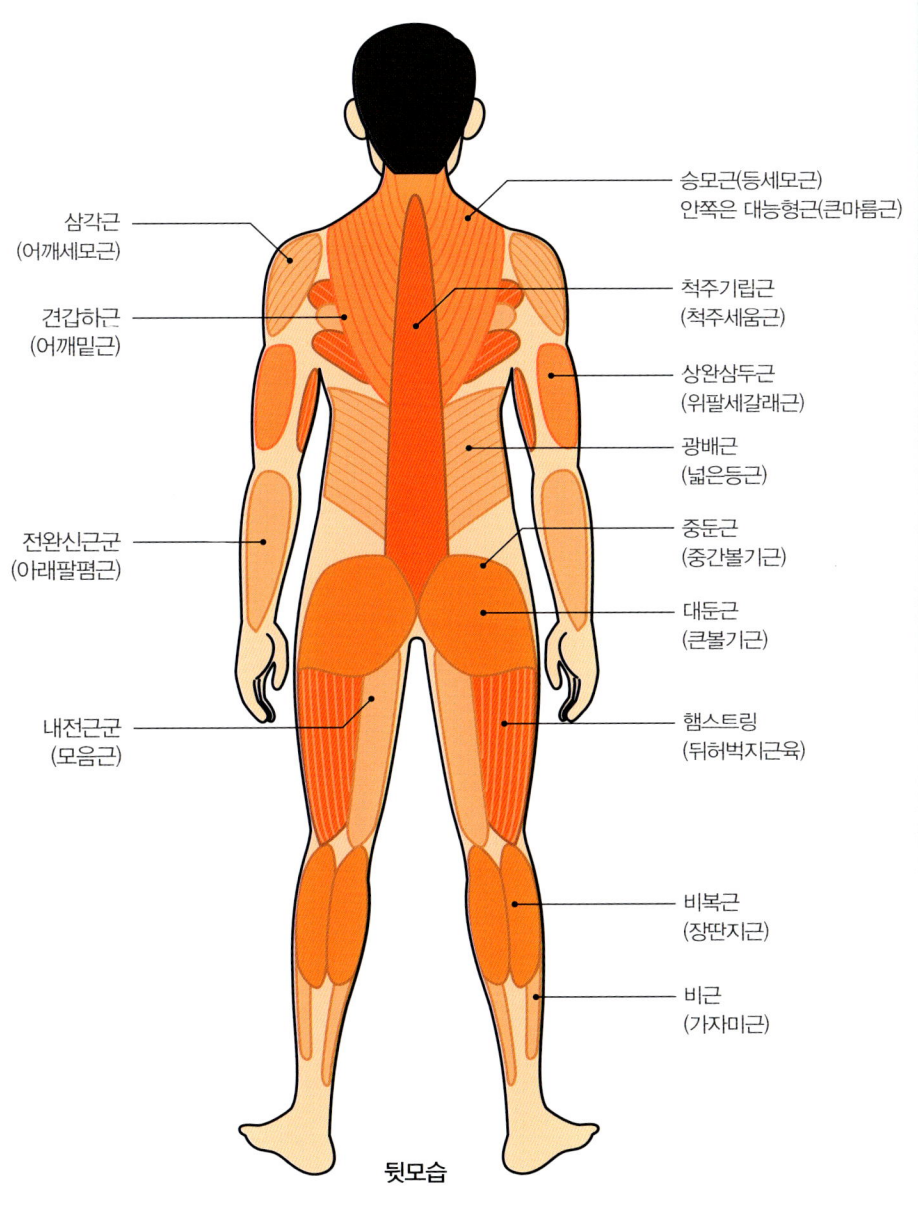

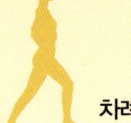 **차례**

머리말 | 몸이 유연해지면 체지방은 감소한다

스트레칭하기 전에 알아두면 좋은 근육 명칭

이 책을 보는 법

CHAPTER 1
스트레칭, 몸매는 만들어진다

스트레칭으로 기초대사 효율을 극대화한다! 14
혈액순환이 나쁘면 지방이 쌓인다 15
근육의 펌프 작용은 살찌기 어려운 몸을 만든다 16
근육을 이완시켜 자세를 유지하는 정적 스트레칭 18
요령을 알면 근육 깊숙이까지 이완시킬 수 있다 20
스트레칭 효과를 좌우하는 자세와 시선 22
동적 스트레칭은 가벼운 근력 트레이닝이다 24
다이어트가 목적이라면 靜→動, 탄력적인 몸이 목적이라면 動→靜 26
스트레칭 시간은 하루 25~30분이면 충분하다 28
체지방을 효율적으로 줄이려면 큰 근육을 스트레칭한다 30
몸이 굳어있을수록 스트레칭 효과는 바로 나타난다 32
몸이 굳은 사람일수록 스트레칭으로 살이 잘 빠진다 34

잠깐만요! | 체지방을 줄이는 스트레칭은 공복 때가 좋다

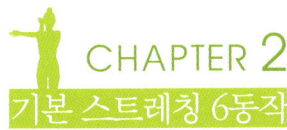

CHAPTER 2
기본 스트레칭 6동작

하루 12분 스트레칭이 내 몸을 바꾼다　38
등 근육을 조여주는 스트레칭　39
어깨 주위를 시원하게 해주는 스트레칭　42
어깨와 팔뚝의 군살을 빼주는 스트레칭　45
허벅지를 가늘게 해주는 스트레칭 ①　48
허벅지를 가늘게 해주는 스트레칭 ②　50
엉덩이를 탄력 있게 해주는 스트레칭　53

잠깐만요! ｜ 통증이 사라지는 것만으로도 체지방은 감소한다

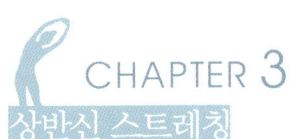

CHAPTER 3
상반신 스트레칭

어깨, 가슴, 팔을 이완시켜 상반신 체지방 줄이기　58
가슴 근육을 풀어주는 스트레칭　59
아래팔을 풀어주는 스트레칭 ①　62
아래팔을 풀어주는 스트레칭 ②　64
손가락 관절을 풀어주는 스트레칭　66
어깨뼈를 부드럽게 해주는 스트레칭　68
팔뚝을 가늘게 해주는 스트레칭　70
어깨 주위를 풀어주는 스트레칭 ①　72
어깨 주위를 풀어주는 스트레칭 ②　73
어깨 주위를 풀어주는 스트레칭 ③　74

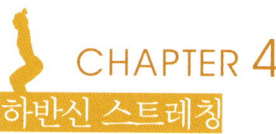
CHAPTER 4
하반신 스트레칭

하반신 근육을 이완해 기초대사 효율을 높인다　76
엉덩이를 조여주는 스트레칭 ①　77
엉덩이를 조여주는 스트레칭 ②　80
무릎 아래를 풀어주는 스트레칭 ①　83
무릎 아래를 풀어주는 스트레칭 ②　86
무릎 아래를 풀어주는 스트레칭 ③　89
무릎 아래를 풀어주는 스트레칭 ④　90
허벅지 아래를 조여주는 스트레칭 ①　92
허벅지 아래를 조여주는 스트레칭 ②　94
허벅지 안쪽을 날씬하게 하는 스트레칭　96
허벅지 앞쪽을 날씬하게 하는 스트레칭　98
허벅지 뒤쪽을 날씬하게 하는 스트레칭　100
고관절을 풀어주는 스트레칭 ①　102
고관절을 풀어주는 스트레칭 ②　103
허벅지 살을 빼주는 스트레칭 ①　104
허벅지 살을 빼주는 스트레칭 ②　105
다리 전체를 가늘게 해주는 스트레칭　106
하반신을 풀어주는 스트레칭　108
잠깐만요! | 통증이 있을 때는 靜 → 動 → 靜 순으로 스트레칭한다

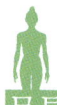
CHAPTER 5
몸통 스트레칭

복근과 등 근육을 자극하는 몸통 스트레칭　112
목을 시원하게 해주는 스트레칭 ①　113
목을 시원하게 해주는 스트레칭 ②　116

등을 조여주는 스트레칭   117
허리를 튼튼하게 해주는 스트레칭 ①   118
허리를 튼튼하게 해주는 스트레칭 ②   120
뱃살을 빼주는 스트레칭 ①   122
뱃살을 빼주는 스트레칭 ②   123
뱃살을 빼주는 스트레칭 ③   124
등을 시원하게 해주는 스트레칭 ①   125
등을 시원하게 해주는 스트레칭 ②   126
등을 시원하게 해주는 스트레칭 ③   127
골반을 풀어주는 스트레칭   128

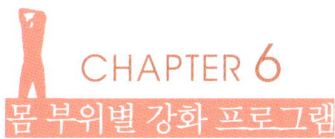

CHAPTER 6
몸 부위별 강화 프로그램

동작을 조합해 내게 알맞은 스트레칭 프로그램 만들기   130
팔뚝을 가늘게 해주는 프로그램   132
등을 탄력 있게 해주는 프로그램   135
뱃살을 빼주는 프로그램   140
엉덩이를 탄력 있게 해주는 프로그램   145
허벅지 살을 빼주는 프로그램   149
종아리를 조여주는 프로그램   154

맺음말

부록 | 하루 25분 스트레칭 프로그램(브로마이드)

이 책을 보는 법 • chapter 2~5

① 정적 or 동적 스트레칭

정적 스트레칭인지, 동적 스트레칭인지를 바로 알 수 있도록 표시합니다.

② 어떤 근육을 이완시킬까?

어떤 근육을 대상으로 할 것인지를 확인한 다음 스트레칭하세요. 이완시키는 근육을 의식하고 있는지 여부에 따라 효과는 크게 달라집니다.

③ 스트레칭 목적

스트레칭의 목적을 나타내고 있습니다. 특정 부위를 집중적으로 반복할 때에 참고하기 바랍니다.

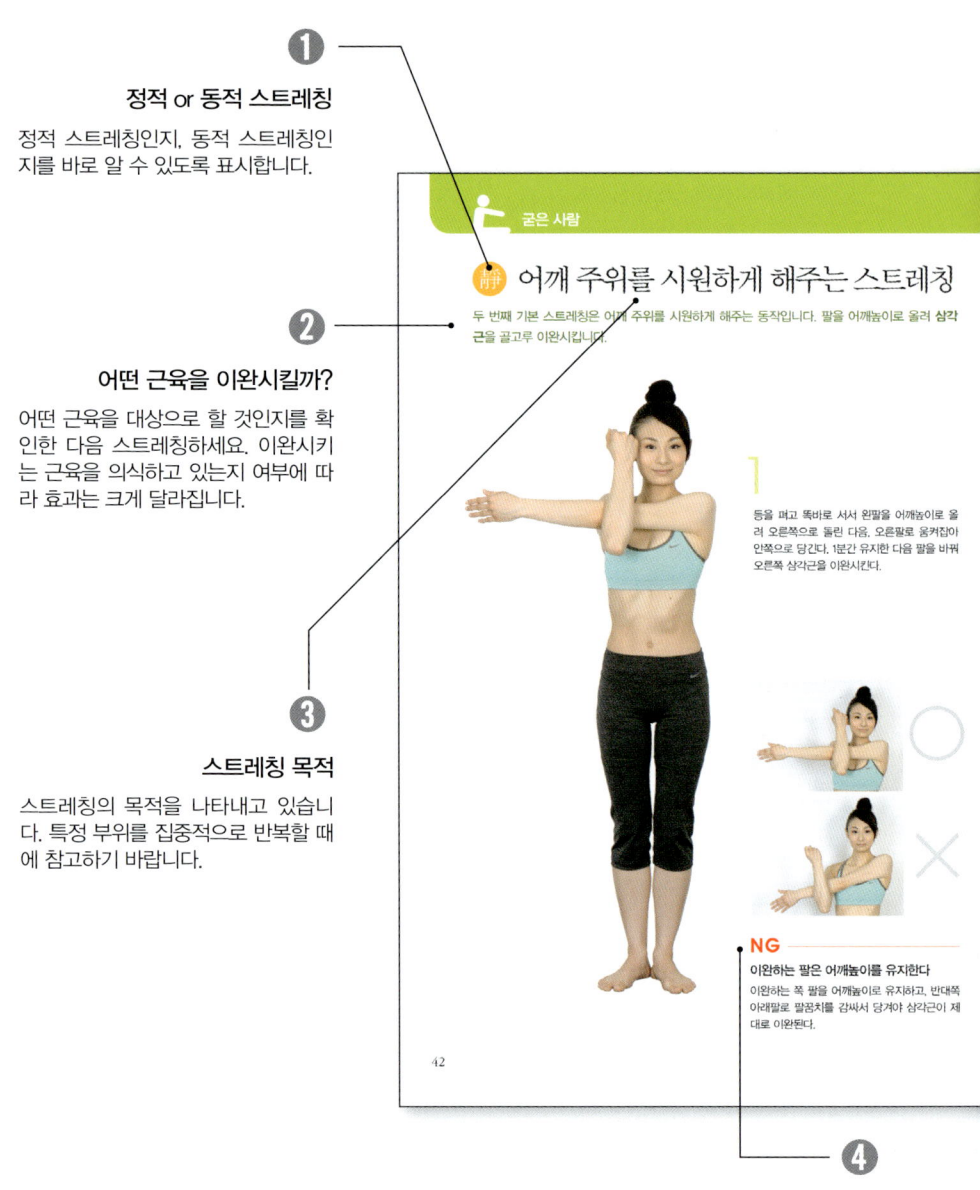

④ NG 자세를 확인한다

스트레칭 자세가 틀리면 대상 근육을 제대로 이완시킬 수 없습니다. NG는 특히 유의해야 하거나 틀리기 쉬운 점 등을 알려줍니다.

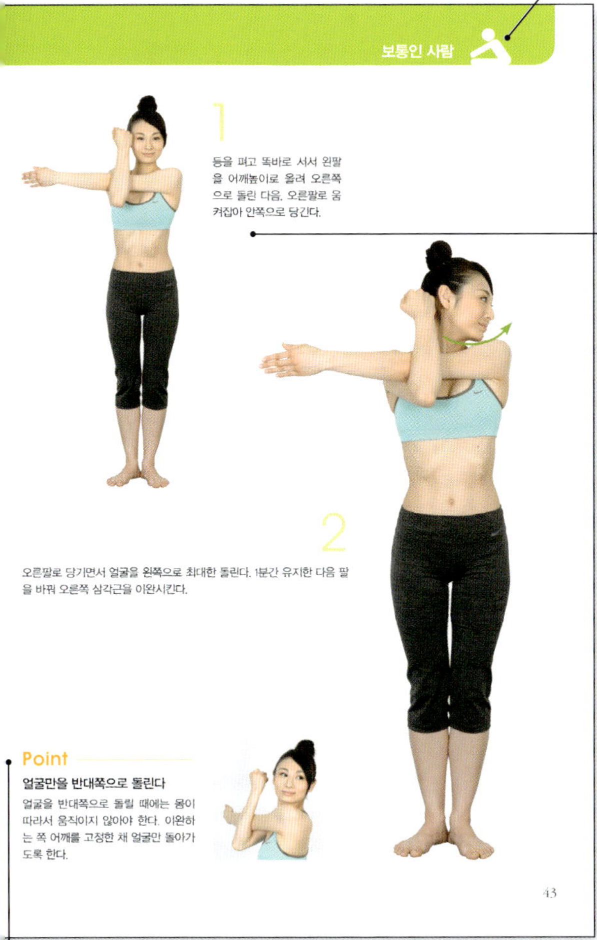

⑤ 한눈에 보는 스트레칭 레벨

이 책의 가장 큰 장점은 몸이 굳은 사람, 보통인 사람, 유연한 사람의 3단계 자세로 스트레칭을 시작할 수 있다는 것입니다. 몸이 굳은 사람은 '굳은 사람' 자세부터 시작해 '유연한 사람'을 목표로 하면 됩니다.

⑥ 스트레칭 순서

동작 순서를 지켜야만 목적하는 근육을 제대로 이완시킬 수 있습니다. 한 동작 한 동작의 모습과 설명을 꼭 참고하기 바랍니다.

보통인 사람

1
등을 펴고 똑바로 서서 왼팔을 어깨높이로 올려 오른쪽으로 돌린 다음, 오른팔로 왼쪽팔 안쪽으로 당긴다.

2
오른팔로 당기면서 얼굴을 왼쪽으로 최대한 돌린다. 1분간 유지한 다음 팔을 바꿔 오른쪽 삼각근을 이완시킨다.

Point
얼굴만을 반대쪽으로 돌린다
얼굴을 반대쪽으로 돌릴 때에는 몸이 따라서 움직이지 않아야 한다. 이완하는 쪽 어깨를 고정한 채 얼굴만 돌아가도록 한다.

⑦ 요령을 알면 더욱 효과적!

근육을 제대로 이완하기 위한 힌트를 모아놓은 Point, 이 어드바이스를 통해 해당 근육을 더욱 효과적으로 이완시킬 수 있습니다.

이 책을 보는 법 · chapter 6

① 프로그램의 목적

세트 메뉴로 구성된 프로그램의 목적을 나타냅니다. 효과별로 나뉘어 있으므로 내게 필요한 프로그램을 활용합니다.

② 정적 or 동적 스트레칭

정적 스트레칭인지, 동적 스트레칭인지를 바로 알 수 있도록 표시합니다.

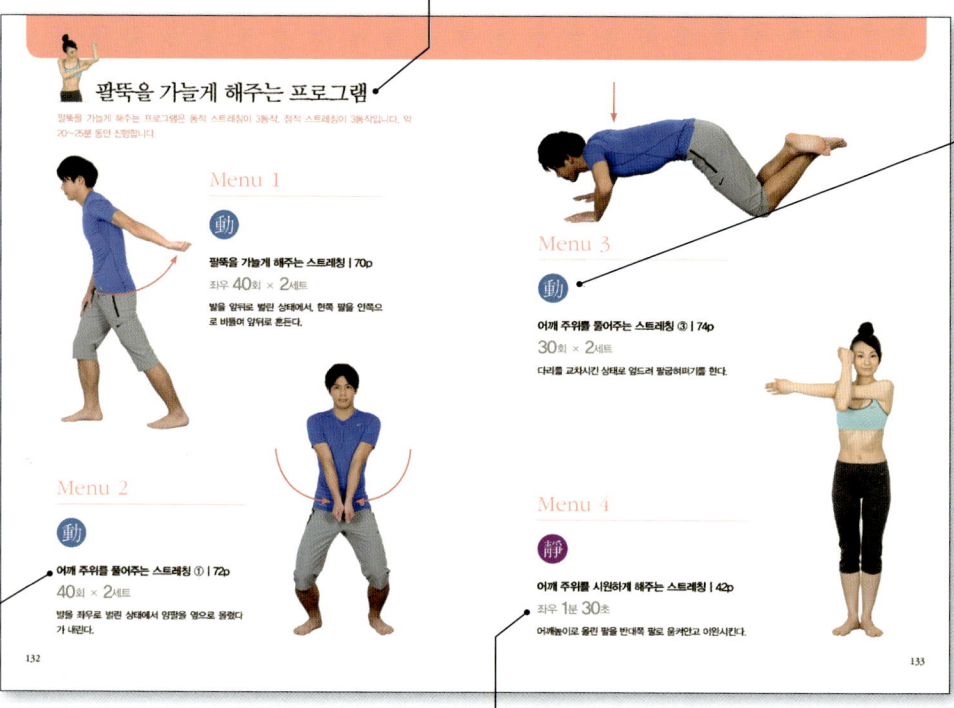

③ 궁금할 때는 본문 페이지를 참고!

여기서 소개하는 프로그램은 2~5장의 스트레칭 동작을 재구성한 것입니다. 구체적인 방법이나 자세 포인트는 해당 페이지에서 확인할 수 있습니다.

④ 몇 번, 몇 초씩 하면 돼?

스트레칭 동작을 몇 번, 몇 초 동안 하면 적절한지 그 기준이 적혀 있습니다. 이대로 따라서 스트레칭하면 효과로 나타납니다. 무리인 경우에는 각자 상황에 맞게 조정해도 좋습니다.

★ **옵션 동작 활용법**

옵션 메뉴를 준비한 프로그램도 있습니다. 기본 메뉴 동작과 바꾸어 내게 알맞은 프로그램으로 재구성하기 바랍니다. 스트레칭을 꾸준히 할 수 있는 비결이기도 합니다!

CHAPTER 1

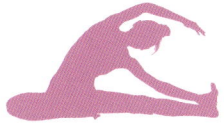

스트레칭,
몸매는 만들어진다

체지방을 줄이는 데는 유산소운동도 하나의 방법이지만,
사실 스트레칭 또한 체지방을 줄이는 효과가 있습니다.
그 핵심은 체지방이 감소하는 원리를 이해하고 올바르게 스트레칭하기,
이것만으로도 당신의 몸매는 눈에 띄게 달라집니다!

스트레칭으로
기초대사 효율을 극대화한다!

나이가 들면 누구나 쉽게 살이 찌는 이유

흔히 스트레칭이라고 하면 운동 전 워밍업과 운동 후 쿨다운의 이미지를 떠올릴 것입니다. 실제로 운동 전후에 스트레칭을 하는 사람들이 많지요. 더욱이 체지방을 줄이는 다이어트가 목적인 경우에도 워킹이나 조깅, 에어로빅 같은 유산소운동 혹은 근력 트레이닝을 먼저 생각할 것 같습니다. 사실 어느 것도 틀리지 않습니다. 충분한 운동 분량을 지키는 한 체지방을 줄일 수 있습니다. 그 같은 다이어트 방법론의 하나로서 지금 소개하는 것이 스트레칭입니다. 다른 운동과 마찬가지로 스트레칭에는 다이어트 효과가 있습니다.

체지방이 늘거나 준다는 게 어떤 의미일까요? 이것은 아주 간단합니다. 몸에 들어온 에너지 양(식사에 따른 섭취)에서 몸이 소비한 에너지 양을 뺐을 때 플러스가 되거나 마이너스가 되는 것으로 결정됩니다. 플러스면 체지방이 늘고, 마이너스면 체지방이 주는 것이지요. 쉽게 말해 많이 먹고 적게 운동하면 개인차는 있겠지만, 체지방이 점점 쌓입니다.

그런데 중요한 것은, 우리 몸이 소비하는 에너지는 일상 동작이나 운동에서뿐 아니라 그저 숨만 쉬고 있어도 전체 에너지 양의 약 60%를 소비한다는 사실입니다. 이 같은 기초대사 효율을 스트레칭을 통해 높일 수 있습니다. 30대 중반을 지나 40대가 되면 딱히 식생활이 바뀌지 않았는데도 배에 지방이 쌓이곤 하지요? 나이가 들면서 기초대사가 나빠지기 때문입니다. 이때 식생활을 바꾸지 않고 딱히 아무것도 하지 않으면 차츰 살이 찝니다. 이것은 누구도 피할 수 없는, 나이에 따른 비만 리스크입니다. 스트레칭이 다이어트에 효과가 있는 것은 근육을 유연하게 하고 혈액순환을 개선함으로써 대사 기능이 좋아지는 덕분이지요.

혈액순환이 나쁘면 체지방이 쌓인다

통증이 있는 부위는 기초대사가 나쁘다

평소 운동을 거의 하지 않는 사람이 체지방을 줄이려는 경우, 시도할 수 있는 방법은 크게 두 가지입니다. 하나는 직접 지방을 연소하는 방법, 또 하나는 기초대사 에너지 사용량을 바닥에서 끌어올리는 방법입니다. 전자가 워킹이나 조깅 같은 유산소운동이고, 후자가 근육을 키우는 근력 트레이닝입니다.

하지만 기초대사 에너지 사용량을 끌어올리는 방법은 또 하나 있습니다. 바로 혈액의 흐름을 좋게 하는 것입니다. 큰 병을 가진 사람이 아니라면 본인의 혈액순환이 나쁘다는 인식은 거의 없을 것입니다. 일상생활에 그리 불편을 느끼는 일도 없지요.

그런데 예전에 몸 어딘가에 통증을 느낀 적이 있습니까? 혹은 지금 아픈 곳은 없습니까? 어깨가 결리거나, 잠을 잘 때에 종아리가 땅긴 적은요? 냉증 같은 자각증상은 또 어떤가요?

이것들은 모두 혈액의 흐름과 관계가 있습니다. 아픈 데가 있는 사람은 그 부위의 혈액 흐름이 막혀 있는 경우가 있습니다. 이처럼 혈액 흐름이 막히면 기초대사 효율이 저하되어 에너지 소모량마저 떨어뜨립니다. 어깨가 결리거나 종아리가 땅기는 것은 혈액순환이 원활하지 않아 생기는 현상이라고 하지요. 요컨대, 혈액순환이 나쁜 상태는 그 자체로 살이 찌기 쉬운 몸이 됩니다.

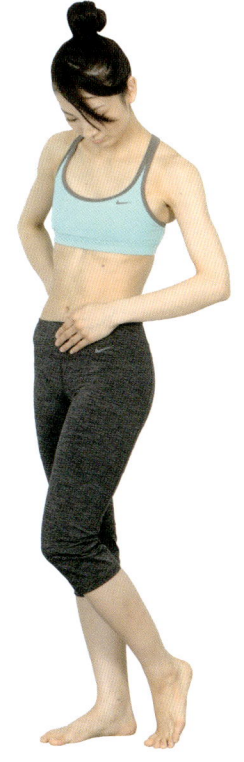

근육의 펌프 작용은
살찌기 어려운 몸을 만든다

건강한 근육 유지가 다이어트의 지름길

혈액순환을 좋게 하는 것만으로도 본래 가지고 있는 기초대사 기능을 최대한 활용할 수 있게 됩니다. 적어도 지금 이상으로 지방을 줄일 수 있다는 말이지요.

그런데 혈액순환을 좋게 하려면 어떻게 해야 할까요? 여기서 주목해야 할 게 바로 근육입니다. 혈액이나 산소, 영양소는 혈관을 통해 전신으로 운반됩니다. 노폐물도 함께 운반되지요. 그 기점이 되는 것은 물론 심장입니다. 그런데 심장의 힘만으로는 혈액이 전신으로 퍼지는 게 좀처럼 어렵기 때문에 근육이 혈관을 압박하거나 이완시키며 피 흐름을 도와줍니다. 이것이 근육의 펌프 작용입니다. 종아리가 '제2의 심장'이라고 불리는 것은 몸 아래로 내려온 혈액을 위로 되돌리기 위해 큰 역할을 하기 때문입니다.

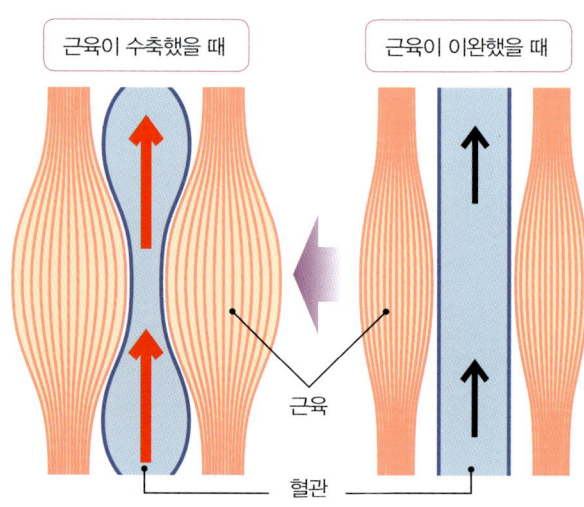

근육이 수축해 혈관을 압박하면 혈액이 강하게 내뿜어지는데, 이것이 근육의 펌프 작용이다. 특히 종아리의 펌프 작용이 약하면 혈액이 온몸에 제대로 돌지 않게 된다.

장시간 의자에 앉아있으면 발이 붓는 것은, 종아리 근육의 움직임이 적어 펌프 작용이 기능하지 않는 게 큰 요인입니다. 발뿐만 아니라 몸의 부종도 근육의 펌프 작용이 원활하지 못해 혈액이 잘 흐르지 않아서 생기는 것으로 알려져 있습니다. 밤중에 자고 있을 때 종아리가 땅기거나 저리는 증상 또한 혈액순환이 나쁜 게 원인이라고 합니다.

몸의 근육을 양호한 상태로 되돌려 유지하는 것, 즉 근육의 펌프 작용을 회복하는 것만으로도 기초대사는 좋아져 1일 에너지 소모량이 올라갑니다. 이로써 쓸데없는 지방이 몸에 쌓이는 일은 차츰 사라집니다. 지방을 연소하기 쉬운 몸으로 바뀌는 것입니다.

다이어트 스트레칭은 지구계 근육을 자극해야 한다

스트레칭은 근육을 이완시키는 트레이닝입니다. 그런데 혈액순환을 위해 이완시켜야 하는 근육은 따로 있습니다.

근육에는 대퇴사두근이나 상완삼두근, 삼각근 등의 명칭이 있는데, 이것들은 크게 순발계 근육(속근)과 지구계 근육(지근)으로 나뉩니다. 순발계 근육에는 순간적으로 큰 힘을 발휘하는 능력이 있고, 지구계 근육에는 오래도록 힘을 발휘하는 능력이 있습니다. 전자의 형태는 굵고 길며, 후자는 가늘고 짧다는 특징이 있지요.

근육이 커지기 쉬운 것은 순발계 근육입니다. 무거운 중량으로 운동하는 근력 트레이닝은 근육을 굵고 크게 하는 것이 목적입니다. 늠름한 몸을 만들기 위한 운동이므로, 몸의 라인이 굵어지는 게 싫다면 적절하지 않다고 할 수 있지요.

체지방을 줄이기 위해 혈액순환을 좋게 하려면 그 대상은 지구계 근육이어야 합니다. 길고 굵은 순발계 근육이 혈액을 많이 운반할 것 같지만, 혈액을 운반하는 섬세한 움직임에는 알맞지 않습니다. 세세한 움직임이 가능한 것은 지구계 근육입니다. 그에 비해 순발계 근육은 큰 힘을 발휘하는 만큼 상처가 나기 쉽고, 이렇게 상처 입은 주위에 지방이 축적되기 쉽습니다. 지방이 쌓여 근육의 움직임이 둔해지면 당연히 펌프 작용은 나빠집니다. 지구계 근육을 자극해 혈액순환을 좋게 하면, 결국 이것이 몸의 체지방을 줄입니다.

근육을 이완시켜
자세를 유지하는 정적 스트레칭

근육을 최대한 이완시킨 상태에서 자세를 유지한다

지구계 근육을 대상으로 하는 스트레칭에는 2종류가 있습니다.

첫 번째는 정적 스트레칭으로, 스태틱 스트레칭static stretching이라고도 합니다. 정적 스트레칭은 근육을 천천히 펼쳐 완전히 이완시킨 상태에서 그 자세를 일정 시간 유지하게 됩니다. 일반적으로 스트레칭 하면 떠오르는 이미지는 이 정적 스트레칭인 경우가 많지요.

포인트는 되도록 근육이 최대한 이완된 상태를 만드는 것입니다. 어느 정도로 이완시키면 좋을지에 대해서는 물을 머금은 스펀지를 떠올려보기 바랍니다. 손으로 꽉 쥐어도 스펀지의 물이 전부 나오지는 않습니다. 행주를 짜듯이 짜면 여전히 물이 나오지요. 물론 스트레칭의 가장 이상적인 동작이기는 한데, 그처럼 쥐어짜야 비로소 근육이 완전히 이완된 상태가 됩니다.

스트레칭을 제대로 실천하려면 근육의 구조를 이해해야 하지만, 처음부터 그 같은 전문 지식을 알아야 할 필요는 없습니다. 책에서 소개하는 동작에는 행주를 짜듯이 근육을 이완시키는 포인트를 설명해두었습니다. 이것을 의식하며 스트레칭 하면 근육은 반드시 이완됩니다.

스트레칭을 할 때는 동작 하단에 적혀 있는 '포인트'에 유의해 실천하는 게 중요한데, 처음에는 반대 동작을 한번 해보는 것도 좋을 것 같습니다. 예를 들어 포인트에 '발의 새끼발가락 쪽을 잡아당긴다'라고 되어있으면 엄지발가락 쪽을 잡아당겨 그 차이를 확인해보기 바랍니다. 그러면 근육이 이완되는 정도, 이완시키고 싶은 방향을 느끼며 스트레칭을 할 수 있습니다. 정적 스트레칭은 근육의 유연성을 높여 가동역(可動域 ; 움직이는 범위)을 넓혀주는 효과가 있습니다. 가동역이 넓어지면 모든 동작의 활동량이 늘어나므로 그만큼 대사 기능이 향상됩니다. 또한 지구력에 도움이 되는 민감하고 튼튼한 근육으로 바뀌어갑니다.

정적 스트레칭

스타트 포지션에서 천천히 근육을 움직여 완전히 이완시킨 상태에서 이 자세를 몇십 초에서 1분간 유지한다.

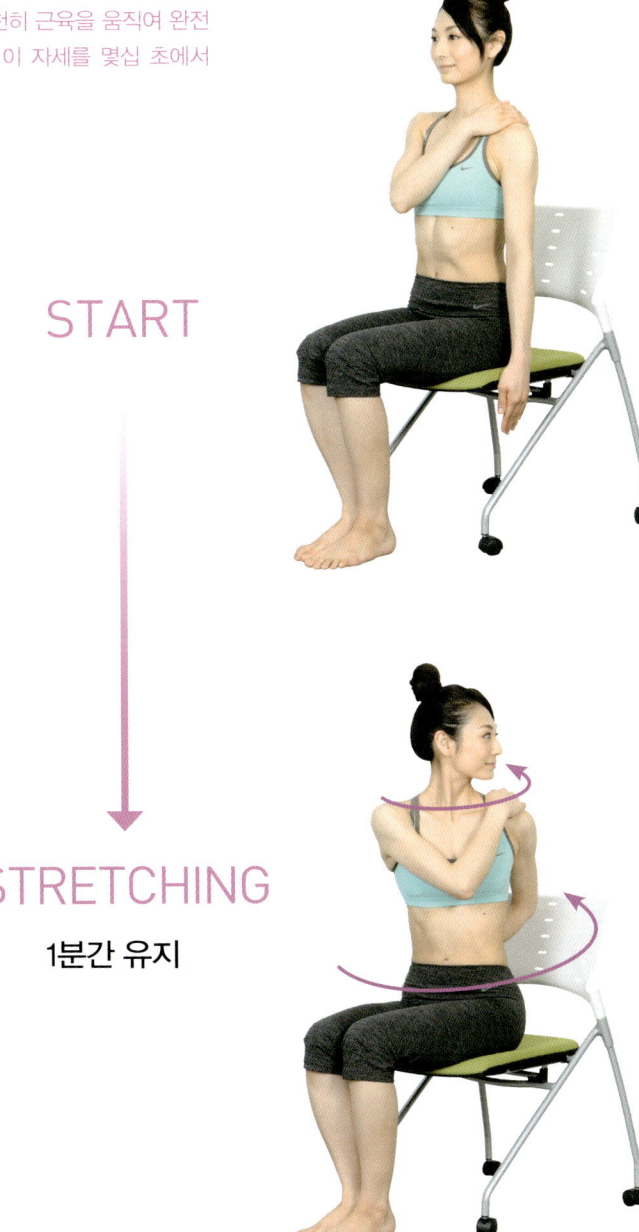

START

↓

STRETCHING

1분간 유지

요령을 알면
근육 깊숙이까지 이완시킬 수 있다

협력근을 사용하면 근육은 더욱 이완된다

정적 스트레칭은 근육을 이완시킨 상태로 자세를 유지합니다만, 이때 근육이 제대로 이완되지 않았다면 몇 초, 몇 분을 유지해도 효과를 기대하기 어렵습니다.

근육을 이완시킬 때에 중요한 요소 중 하나는 협력근입니다. 근육은 이완되고 수축되면서 몸을 움직이는데, 이완될 때에는 이완을 도와주는 근육이 꼭 있습니다. 예를 들어 허벅지 뒤쪽에 있는 햄스트링(뒤허벅지근육)을 이완시킬 때는 엉덩이 근육이나 종아리 근육이 도와줍니다. 즉, 햄스트링을 제대로 이완시키려면 엉덩이나 종아리 근육의 '협력'을 받아야만 효과가 극대화되는 것입니다.

예컨대 앞에 둔 의자에 한쪽 다리를 쭉 펴서 걸쳐보기 바랍니다.(오른쪽 그림) 이렇게만 해도 햄스트링은 이완이 됩니다. 다음으로 상체를 숙입니다. 이때 엉덩이 근육이 땅기면서 햄스트링은 더욱 이완됩니다. 이번에는 의자에 올린 발의 새끼발가락을 잡고 앞으로 당겨봅니다. 아킬레스건부터 종아리가 땅길 텐데, 이때 햄스트링은 앞에서보다 더더욱 이완되는 이치입니다. 마지막으로 골반을 세우면 햄스트링은 거의 완전한 이완 상태가 됩니다.

협력근을 사용해 이완한 다음에 더더욱 이완시키는 방법도 있습니다. 예를 들어 손등을 위로 해서 오른팔을 앞으로 펼칩니다. 다음으로 손을 편 상태와, 주먹을 쥔 상태로 팔꿈치를 편 채 손목을 굽혀봅니다. 이때 아래팔 윗부분의 이완 정도는 어떤가요? 주먹을 쥔 쪽이 훨씬 이완되는 느낌이 들 것입니다.

이처럼 각 부위의 근육 이완법에는 요령이 있습니다. 그것만 이해하면 누구라도 올바른 스트레칭을 할 수 있게 됩니다.

협력근의 사용법

① 이완 대상의 전후 근육(협력근)을 함께 이완시키면 효과가 향상된다.

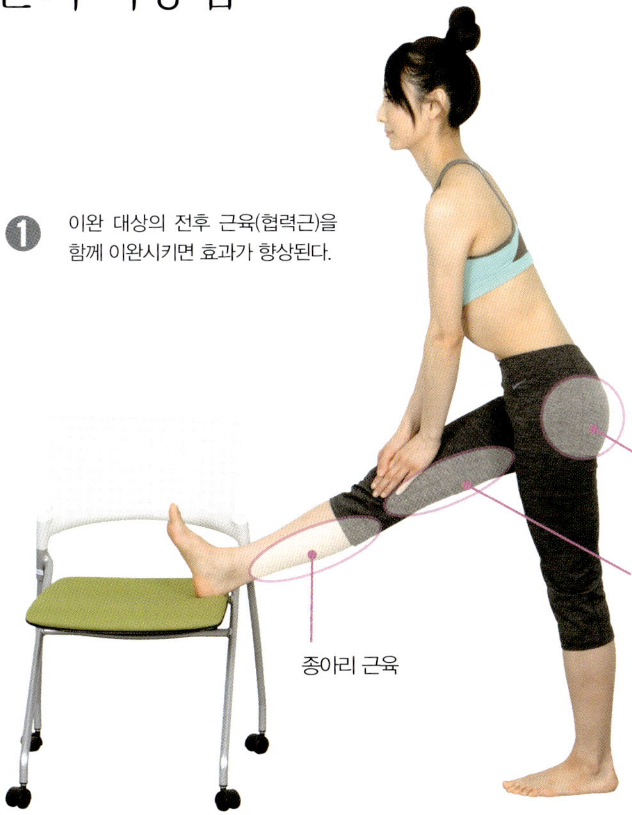

엉덩이 근육

햄스트링
(뒤허벅지근육)

종아리 근육

② 협력근을 먼저 이완한 다음에 대상 근육을 더욱 이완시킨다.

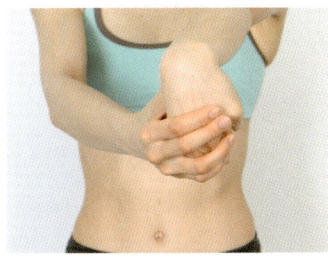

◯ 제대로 이완된다.

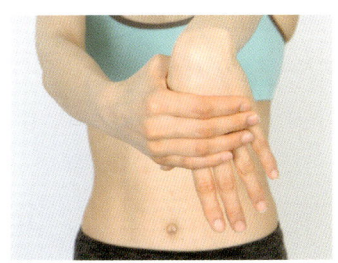

△ 이완이 불완전하다.

스트레칭 효과를 좌우하는 자세와 시선

골반을 세우면 다리 뒷근육이 더욱 이완된다

근육을 이완시키는 요령은 또 있습니다. 바로 자세와 시선입니다. 먼저 자세에 관해서입니다. 스트레칭에서는 자세가 조금 바뀌는 것만으로도 이완되는 근육이 달라집니다. 근육이 달라지는 것뿐이라면 별 문제없을 텐데, 바른 자세를 취하지 않으면 근육이 전혀 이완되지 않을 수도 있습니다.

예를 들어 엉덩이부터 다리 뒤쪽에 있는 근육을 이완시킬 때에 골반을 내밀어 세우는 경우와 그렇지 않은 경우는 스트레칭 효과가 크게 다릅니다. 물론 골반을 세우는 편이 훨씬 효과적이지요. 이해를 돕기 위해, 아킬레스건을 이완시키는 스트레칭 포즈를 취해보기 바랍니다.(오른쪽 그림) 그 상태에서 허리에 양손을 대고 몸을 앞으로 조금 밀어 골반을 세워봅니다. 이것만으로 다리 뒤쪽부터 아킬레스건까지 이완되는 것을 알 수 있습니다.

원래 복근이 강한 아시아인은 골반이 뒤로 처지는 경향이 있습니다. 등이 구부정하다고 하는 게 맞을까요? 골반을 세운다는 의식을 가지는 것만으로 자세가 좋아지고, 스트레칭 효과도 높아집니다. 참고로 등 근육이 강한 서양인은 반대로 골반이 앞으로 나오는 편이라, 몸이 반듯이 서있는 듯한 자세가 많다고 합니다.

다음으로는 시선입니다. 근육을 이완한 상태에서 시선을 돌림으로써 더욱 이완시킬 수 있습니다. 예를 들어 의자에 앉아 몸을 한쪽으로 틀어봅니다. 이때 의식하지 않으면 시선은 비튼 쪽을 향하게 될 것입니다. 여기에서 목을 돌려 시선을 뒤로 향하게 하면 등 근육이 더욱 이완되는 이치입니다. 게다가 이 상태에서 비스듬히 위를 바라보면 한층 더 이완됩니다.

무심코 하는 스트레칭이 아니라, 이완되는 근육을 의식하며 동작을 하게 되면 훨씬 더 이완이 잘됩니다. 당연히 근육 상태도 더욱 좋아질 테지요.

자세를 제대로 하면
더욱 잘 이완된다

아킬레스건을 이완하는 스트레칭에서 골반을 내밀어 세우는 것만으로도 효과는 달라진다.

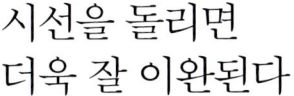
골반을 내밀어 세운다

시선을 돌리면
더욱 잘 이완된다

등 근육을 이완시키는 스트레칭에서 시선을 비스듬히 위로 향하게 하는 것만으로도 효과는 달라진다.

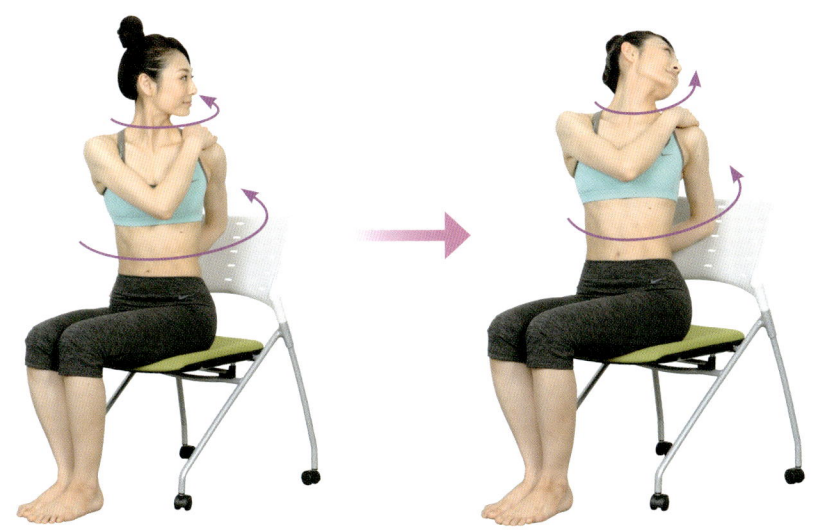

스트레칭 효과가 커진다

동적 스트레칭은
가벼운 근력 트레이닝이다

우선 1동작 20회를 목표로 단순 스트레칭을 반복한다

정적 스트레칭 다음으로 소개하는 것은 동적 스트레칭입니다. 다이내믹 스트레칭이라고도 하는데, 반동을 조금 넣어 단순 동작을 반복하는 스트레칭입니다. 정적 스트레칭에서는 자세를 유지하는 시간이 트레이닝 양의 목표가 되는 것에 비해, 동적 스트레칭은 횟수를 목표로 합니다.

제가 지도할 때에는 보통 1분 동안 40회를 하는 속도로 진행합니다. 어디까지나 하나의 예시입니다만, 초보자나 몸이 굳은 사람의 경우는 1동작 20회 정도를 목표로 시작하기 바랍니다.

동적 스트레칭은 스트레칭이라고는 해도, 근력 트레이닝처럼 근육을 자극하는 운동입니다. 물론 근력 트레이닝만큼 격하지는 않습니다. 다만, 익숙하지 않은 상태에서 무리하면 근육통이 올 수도 있으므로 주의하기 바랍니다.

혈액순환을 좋게 하기 위해 근육을 만드는 데에는 이처럼 근력을 붙이는 트레이닝도 중요합니다. 펌핑력이 강해지려면 근육을 이완시킬 뿐만 아니라 수축하는 힘도 필요하기 때문입니다. 동적 스트레칭은 도구를 사용하지 않는 가벼운 근력 트레이닝이라고 이해해도 좋습니다.

동적 스트레칭 또한 단련이 되는 것은 지구계 근육입니다. 근력이 향상되어도 근육이 울퉁불퉁한 남자 같은 몸이 되는 게 아니라, 탄력 있는 몸이 됩니다.

지구계 근육을 단련하면 운동할 때의 에너지 소모량도 커지게 됩니다. 이 말은, 지구계 근육은 가늘고 짧은 만큼 이완되고 수축되는 동작이 확연하게 반복된다는 의미입니다. 그에 따라 혈액순환이 좋아지고 칼로리 소모도 많아집니다. 한편 순발계 근육은 굵고 긴 만큼 온전하게 쓰이기에는 어려움이 있습니다.

* 본문의 동적 스트레칭은 전부 남자 모델, 정적 스트레칭은 전부 여자 모델이 맡고 있습니다.

동적 스트레칭 (남자 모델)

대상 근육을 자극하는 단순 동작을 반복함으로써 굳어버린 근육을 풀어준다. (20~40회 반복)

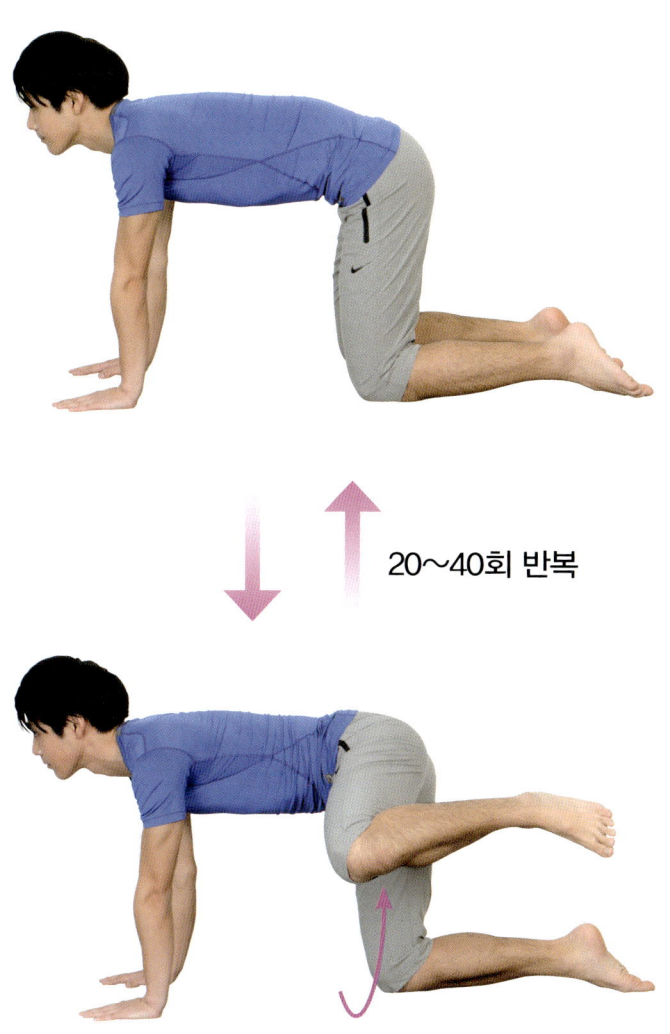

20~40회 반복

다이어트가 목적이라면 靜 → 動,
탄력적인 몸이 목적이라면 動 → 靜

정적 스트레칭 후 동적 스트레칭을 해야 살이 더 잘 빠진다

2장에서 소개하는 '기본 스트레칭'은 모두 정적 스트레칭입니다. 먼저 이들 동작으로 스트레칭을 시작하기 바랍니다. 운동을 계속 해온 사람이라면 어느 정도 양호한 근육 상태를 유지하고 있겠지만, 평소 운동을 거의 하지 않은 사람이라면 아마도 근육이 뭉쳐 있을 가능성이 높습니다. 그런 사람이 가벼운 근력 트레이닝인 동적 스트레칭을 곧바로 시작하게 되면 근육이 충분히 이완되기 전에 몸이 상할 가능성도 없지 않기 때문입니다.

스트레칭 초보자이거나 몸이 굳어있다고 생각하는 사람은 기본 스트레칭 중에서도 '몸이 굳은 사람'용 동작부터 시작하는 게 좋습니다.

스트레칭에 익숙해져서 근육이 유연성을 회복한 경우라면 어떨까요? 정적 스트레칭을 먼저 할 것인가, 동적 스트레칭을 먼저 할 것인가는 스트레칭 목적에 따라 명확하게 달라집니다. 스트레칭이라는 운동 그 자체로 체지방을 줄이려는 목적이라면, 정적 스트레칭으로 근육을 이완시킨 다음에 동적 스트레칭으로 옮겨가는 편이 기초대사 효율을 보다 높입니다. 관절의 가동역을 넓힌 후 운동을 하기 때문에 에너지 소모가 더 많아지는 것입니다.

한편으로 체지방을 줄인다기보다는 근육을 풀어서 몸 상태를 탄력 있게 유지하려는 목적이라면, 동적 스트레칭으로 근육을 푼 다음에 정적 스트레칭으로 옮겨가는 편이 더욱 효과적입니다.

요컨대 몸의 기초대사를 높일 것인가, 몸의 탄력을 높일 것인가. 이것을 기준으로 판단해도 무방합니다. 그리고 허리나 등, 어깨에 통증이 있다면 정적 스트레칭으로 가동역을 넓히고, 동적 스트레칭으로 근육을 풀어준 다음, 또다시 정적 스트레칭으로 근육을 이완시키는 방식을 권합니다. 물론 통증이 심한 경우에는 무리하게 운동해서는 안 됩니다. 이때는 쉬는 것도 중요합니다.

다이어트가 목적인 경우

정적 스트레칭으로 근육을 이완시켜 가동역을 넓힌 다음에, 동적 스트레칭을 실행한다.

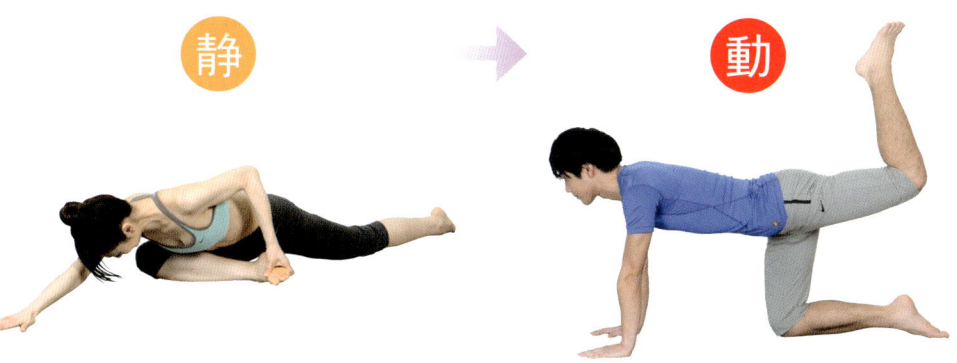

몸의 탄력을 높일 목적이라면

동적 스트레칭으로 근육을 푼 다음에, 정적 스트레칭을 실행한다.

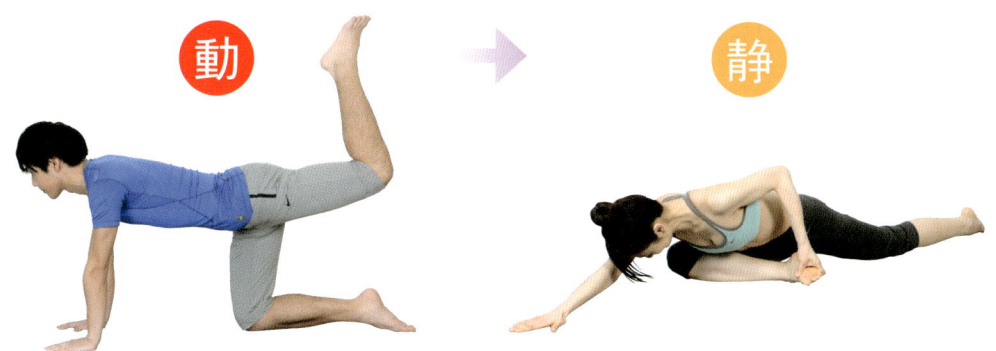

스트레칭 시간은
하루 25~30분이면 충분하다

체지방을 태우는 데 효율적인 운동시간

체지방을 줄이기 위한 운동은 20~40분 미만이 적당하다고 알려져 있습니다. 운동을 시작한 후 20분이 지나면서 급격히 지방의 연소효율이 높아져, 40분이 지나는 정도까지는 지방을 연소하기 때문입니다. 그러다가 40분을 넘게 되면 지방은 거의 연소되지 않습니다. 이후의 운동은, 근육 기능의 지구력을 강화하기 위한 운동으로 전환됩니다.

운동의 목적인 다이어트에 한정한다면 운동시간은 40분으로 충분한 것입니다. 그런데 사실 저는 40분씩이나 운동하지 않아도 된다고 생각합니다. 제가 권하는 것은 하루에 25~30분입니다. 지방을 연소시키기 위해 최저 20분은 필요하기 때문에 그 이상 운동하는 것도 중요하지만, 운동을 한 번에 30분 이상 지속하면 관절에 부담을 줍니다. 예를 들어 조깅을 30분 이상 계속하면 무릎 관절에 염증을 일으킬 우려가 있습니다. 그 같은 리스크를 미리 막기 위해서라도 30분 정도가 적당하다고 판단하는 것입니다. 참고로 스트레칭은 30분을 지속해도 관절에 부담이 되는 일은 없습니다.

최근에는 40분의 운동이 하루의 모든 운동시간을 더한 경우라도 좋다는 견해가 나오고 있습니다. 즉, 아침에 20분 운동하고 잠자기 전에 20분 운동해도 지방 연소 효과는 거의 차이가 나지 않는다는 말입니다. 그렇다면 더더욱 신체 이상을 막기 위해 운동은 25~30분 정도로 일단 그치고, 나중에 다시 이어가더라도 아무 문제 없습니다.

본문에서 소개하는 스트레칭도 정적, 동적 스트레칭을 포함해 1회 6~7동작을 20~30분 정도로 끝낸다는 목표로 하기 바랍니다. 6장에서 소개하는 스트레칭 프로그램은 거의 이 정도의 시간에 끝나게끔 구성되어 있습니다. 스트레칭으로 근육을 양호하게 유지하는 동시에 지방이 연소하기에도 충분한 시간입니다.

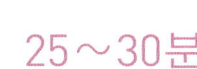

25〜30분

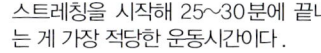

스트레칭을 시작해 25〜30분에 끝내는 게 가장 적당한 운동시간이다.

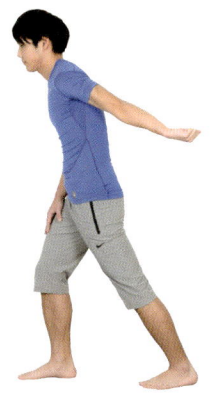
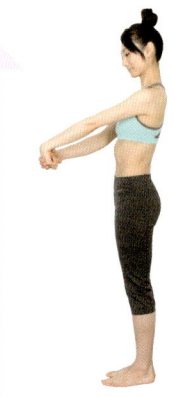
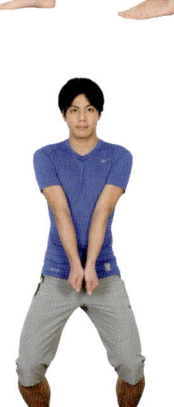
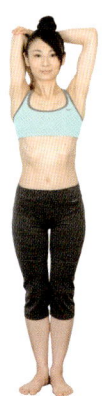
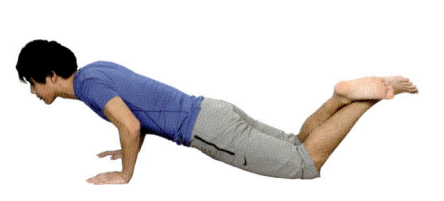
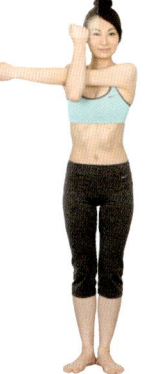

체지방을 효과적으로 줄이려면 큰 근육을 스트레칭한다

대상 근육은 어깨 주위, 등, 엉덩이, 허벅지

스트레칭으로 체지방을 줄이기 위해서는 근육 상태를 양호하게 만들어 혈액순환을 좋게 해야 합니다. 이로써 대사 기능이 개선되어 똑같이 생활을 하더라도 지방이 쌓이기 어려운 몸으로 바뀝니다. 여기에 더해 워킹이나 조깅, 혹은 다른 운동을 하면 체지방은 더욱 감소할 테지요.

스트레칭만으로 체지방을 줄이고 싶다면 앞에서 설명했듯이 체지방이 연소하는 시간을 감안해 25~30분 정도 스트레칭을 해야 합니다. 이때 체지방 연소효율을 보다 높이려면 큰 근육을 중심으로 스트레칭하는 게 좋습니다. 엉덩이나 허벅지, 등, 어깨 주위 같은 근육이 대상입니다. 큰 근육을 움직여주면 그것만으로도 에너지 소모량이 커지기 때문에 동일한 시간 동안 스트레칭을 한다고 할 때, 작은 근육을 움직일 때보다 효율적으로 체지방을 줄일 수 있습니다.

큰 근육은 나이 듦의 영향을 받기 쉽습니다. 30대 중반부터 근육량이 감소하기 시작하지요. 40대 중반을 지나면 감소량이 1년에 약 1%로 알려져 있습니다. 1%는 작은 수치로 보여도 30년이면 30%, 즉 전체 근육의 3분의 1이 사라지는 것입니다. 아직은 한참 이른 이야기일 테지만, 운동을 전혀 하지 않는 사람이라면 언젠가 현실로 다가올 것입니다.

우선 큰 근육부터 스트레칭을 하기 바랍니다. 다음 장에서 소개하는 '기본 스트레칭'은 어깨 주위, 등, 엉덩이, 허벅지를 대상으로 합니다. 자신의 몸의 유연성이 어느 정도나 떨어져 있는지 실감하면서 스트레칭하기 바랍니다. 큰 근육인 만큼 충분히 이완되는지, 그렇지 않은지는 쉽게 느낄 수 있습니다.

다이어트가 목적이라면 큰 근육을 중심으로 스트레칭한다

대사 기능을 효율적으로 높이려면 어깨 주위, 등, 엉덩이, 허벅지 같은 큰 근육을 중심으로 스트레칭하는 게 좋다.

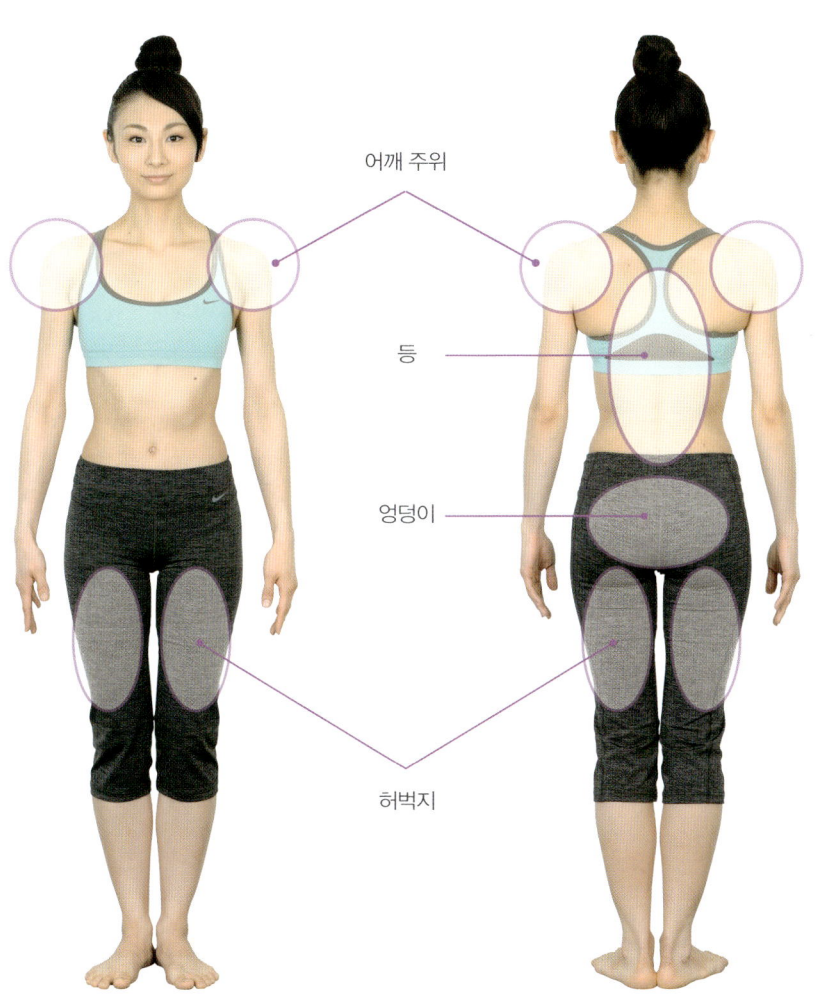

어깨 주위

등

엉덩이

허벅지

몸이 굳어있을수록
스트레칭 효과는 바로 나타난다

내게 알맞은 강도와 시간으로 꾸준히 실천한다

세상일이 대개 그렇듯이 단기간에 큰 효과를 내기란 어렵습니다. 스트레칭도 마찬가지입니다. 꾸준히 해야 이렇다 할 효과가 나타납니다. 특히 이제껏 운동다운 운동을 전혀 하지 않은 사람이나 학교를 졸업한 이래 운동과는 담을 쌓고 지냈다면, 굳어버린 근육을 양호한 상태로 되돌리는 데는 얼마간 시간이 걸립니다.

하지만 분명하게 말할 수 있는 것은, 몸이 굳어있기 때문에 오히려 다음 장의 '기본 스트레칭'을 2주 동안 지속하는 것만으로도 몸은 변하기 시작합니다. 권장 운동시간이 있기는 하지만, 힘들면 짧게 해도 상관없습니다.(동작에 따라 스트레칭 1분은 결코 짧게 느껴지지 않습니다.) 우선은 근육을 이완시킨다는 행위 자체에 도전하기 바랍니다. 스트레칭을 해보는 것만으로 본인의 몸이 얼마나 굳어있는지를 실감할 것이고, 스트레칭 포인트를 잘 기억해 동작을 해보면 근육이 이완되는 것 또한 바로 느낄 수 있습니다.

스트레칭을 본격적으로 시작하기 전에 저는 한쪽 부위만 먼저 해보도록 제한하곤 합니다. 일반인이든 저명인사든 처음 지도할 때는 거의 그렇게 하지요. 정적 스트레칭에는 근육을 한쪽씩 움직이는 동작이 많기 때문에 왼쪽이든 오른쪽이든 한쪽을 먼저 해보게 하고, 그런 다음 소감을 물어봅니다. 근육을 제대로 이완시키며 스트레칭했다면 그것만으로도 효과를 체감할 수 있습니다. 한쪽만 했으므로 당연히 그 부위만 따뜻해지고, 근육도 부드러워집니다.

갑자기 너무 힘들게 해서 의욕이 꺾이면 의미가 없으므로 서서히 스트레칭과 친해지도록 하면 어떨까요? 다음 장의 기본 스트레칭으로도 충분합니다. 우선은 여기부터입니다.

한쪽 부위만 스트레칭해보기

왼쪽 부위만 이완시키고 반대쪽은 하지 않는다. 그런 다음 좌우의 차이를 느껴본다.

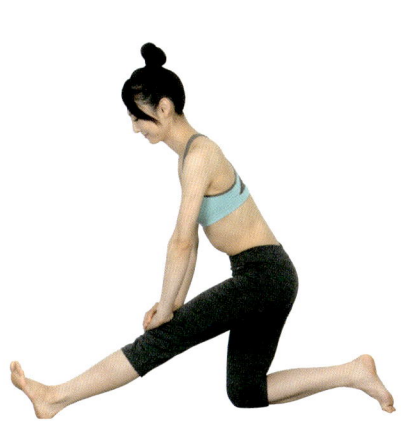

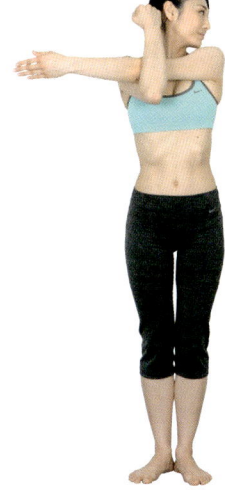

> 예를 들어 왼쪽만 해본다

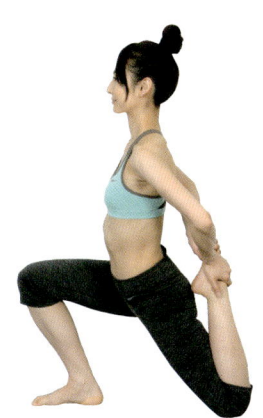

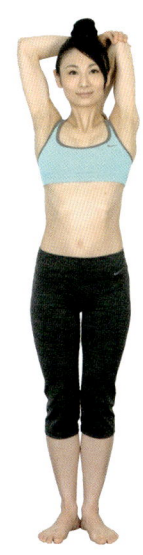

몸이 굳은 사람일수록
스트레칭으로 살이 잘 빠진다

몸 상태에 따른 단계별 맞춤 트레이닝

몸은 굳어있는 사람은 스트레칭을 하지 않는 게 좋을까요? 이런 질문을 들은 적이 있습니다만, 몸이 굳어있을수록 스트레칭 효과가 크게 나타나므로 꼭 실천하기 바랍니다.

스트레칭 관련 도서나 영상을 보면 몸이 굳은 사람에게는 정말 무리일 것 같은 동작이 많습니다. 실제로 몇 번 따라해보다가 몸에 무리가 가거나 아파서 스트레칭을 그만둔 사람도 있을 것입니다. 이상적인 스트레칭 동작이 오직 하나뿐이라면 몸이 굳은 사람에게는 알맞지 않을 수도 있습니다. 하지만 그것은 그 동작이 지향하는 궁극의 자세일 뿐 실제로는 이전 단계가 있습니다.

책에서 소개하는 스트레칭에서는 동일한 종목이라도 몸이 굳은 사람, 보통인 사람, 유연한 사람을 대상으로 3단계 자세를 준비했습니다. 1단계 자세에서 근육이 땅기는 느낌이 있고, 2단계 자세는 근육이 땅기고 아파서 도저히 못할 것 같다면 몸이 굳어있는 게 맞습니다. 그런 사람은 우선 1단계 자세를 이완되는 느낌이 약해질 때까지 지속하기 바랍니다. 이를 마친 후 2단계로 넘어가면 되고, 무리할 필요는 전혀 없습니다.

1단계, 2단계 자세 때는 이제껏 굳어진 근육이 차츰 이완되고 혈액순환이 좋아지는 시기입니다. 체지방이 감소한다는 측면에서 효과가 나타나기 쉬운 시기이기도 합니다. 3단계 자세를 할 즈음에는 살이 찌기 어려운 몸으로 바뀌는 시기인 데다가 꾸준히 지속함으로써 탄력적인 몸매로 바뀌는 효과도 높아집니다. 참고로 제가 지도하고 있는 모델이나 배우, 운동선수들은 전부 이 3단계 스트레칭을 하고 있습니다. 몸이 굳어있는 사람일수록 스트레칭을 꼭 시도해보기 바랍니다. 굳어있으면 굳어있을수록 더욱 큰 효과를 얻을 수 있습니다. 유연성이 좋아지는 만큼 체지방은 눈에 띄게 감소할 것입니다.

3단계로 스트레칭 레벨 업

몸이 굳은 사람, 보통인 사람, 유연한 사람을 대상으로 한 3단계 자세를 순서대로 시도한다. 자신의 몸 유연성에 맞춰 서두르지 않고 차츰 단계를 높이면 된다.

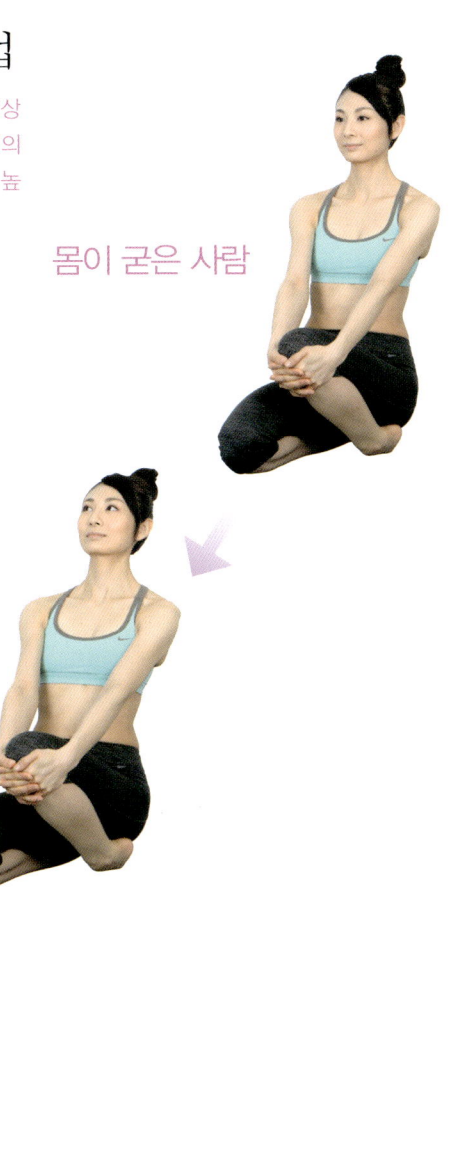

몸이 굳은 사람

보통인 사람

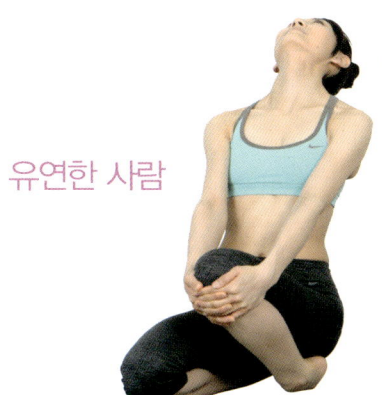

유연한 사람

잠깐만요!

체지방을 줄이는 스트레칭은 공복 때가 좋다

공복 때는 지방이 연소하고, 공복감도 억제된다

　체지방을 줄이는 스트레칭은 어느 시간대에 하는 게 효과적일까요? 제가 권하는 첫 번째 시간대는 공복 때입니다. 배가 고플 때에 스트레칭을 하면 다음과 같은 효과가 있습니다.

　배가 고플 때에는 체내의 당분이 부족한 상태입니다. 이 상태에서 운동을 하면 당분이 금세 바닥을 드러내 몸 안에 축적된 지방을 에너지로 사용하게 됩니다. 공복인 상태에서는 유산소운동을 스타트하고 5분쯤 후부터 지방이 연소하기 시작한다고 합니다.

　게다가 운동을 한 다음에 식사를 하면 식사량을 줄일 수도 있습니다. 배가 고플 때에 운동을 하면 당분이 부족하다고 느끼던 뇌가 아직 부족하지 않다고 착각합니다. 이것은 혈당치가 너무 떨어지지 않도록 조절하는 우리 몸의 위기관리 능력입니다. 그런 이유로 배가 고프니까 빨리 에너지를 보충해야지, 하는 생각이 들 때보다 적은 식사로 만복감을 얻을 수 있습니다. 배가 고프다는 생각이 들면 스트레칭을 한 다음에 식사를 하기, 이것이 체지방을 줄이는 스트레칭의 또 하나의 요령입니다.

　제가 권하는 두 번째 스트레칭 시간대는 식후 20분 이내입니다. 저는 지도할 때 심지어 5분 이내라고 말할 때도 있습니다. 혈당치가 정점에 달하기 전에 운동함으로써 섭취한 음식물이 지방으로 쌓이는 대신 에너지로 소비될 수 있습니다. 참고로, 혈당치가 정점에 달하고 떨어지기 시작할 때는 체내의 유산이 머물기 쉽게 되어 혈액순환도 나빠지므로 스트레칭을 하기에 적당하다고 할 수 없습니다.

　공복 시와 식후 20분 이내의 스트레칭은 체지방을 줄이는 데 효과적인 시간대입니다. 다만, 위장 상태가 안 좋거나 원래 약한 사람은 반대로 부담이 될 수 있으므로 주의하기 바랍니다.

CHAPTER
2

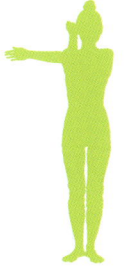

기본 스트레칭 6동작

스트레칭만으로 충분히 살을 뺄 수 있고,
체지방이 쌓이기 어려운 몸으로 만들 수도 있습니다.
chapter 2에서는 그 시작으로서 이것만으로도 체지방이 감소하는
기본 스트레칭에 대해 하나하나 알려드립니다.

하루 12분 스트레칭이
내 몸을 바꾼다

하루 6동작 12분, 2주만 스트레칭해도 몸은 변한다

　스트레칭만으로도 충분히 체지방을 줄일 수 있습니다. 하지만 이제껏 운동다운 운동을 전혀 하지 않았던 사람에게는, 스트레칭이 근력 트레이닝보다 가벼운 운동이기는 해도 장벽이 높을 듯합니다. 혹은 워킹이나 조깅 같은 유산소운동처럼 장기간의 스트레칭을 상상할지도 모르겠습니다.

　그래서 소개하는 것이 6동작의 기본 스트레칭입니다. 기초대사를 높이기 위해 중요한 어깨 주위, 등, 엉덩이, 허벅지 부위를 대상으로 하는 정적 스트레칭이지요. 이 스트레칭을 주 5회, 2주만 지속해도 몸의 변화를 느낄 수 있거니와, 체지방의 감소도 시작됩니다. 소요시간은 각각의 스트레칭을 2분씩, 6동작 12분입니다. 겨우 이것만으로도 당신의 몸은 틀림없이 변화가 시작됩니다.

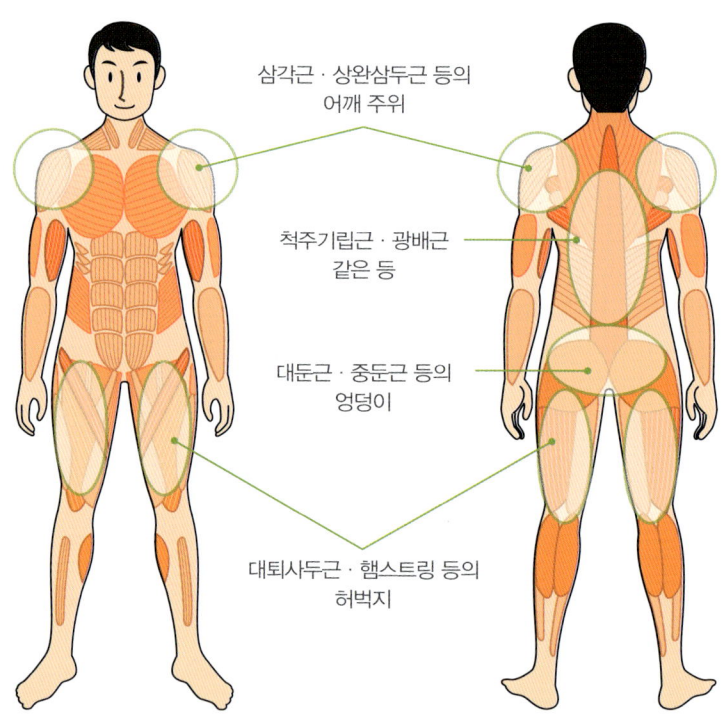

굳은 사람

靜 등 근육을 조여주는 스트레칭

첫 번째 기본 스트레칭은 등 근육을 조여주는 동작입니다. 평소에 풀어줄 일이 잘 없는 **큰마름근, 척주기립근, 광배근**(넓은등근)을 이완시킵니다.

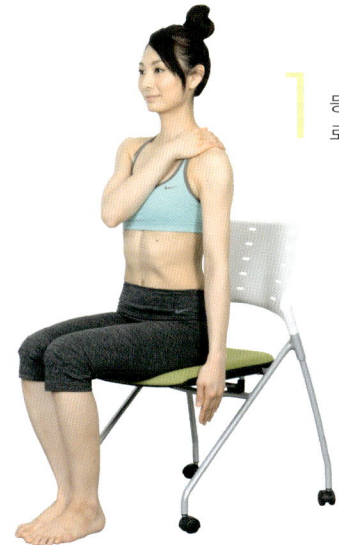

1 등을 펴서 의자 앞쪽에 앉아. 오른손으로 왼쪽 어깨를 잡는다.

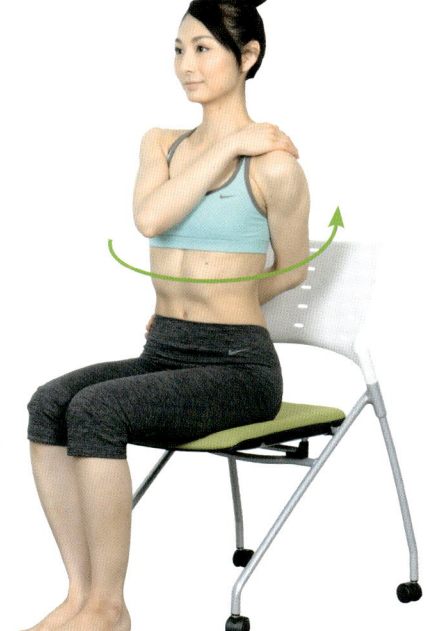

2 왼손을 등 뒤로 돌려 오른쪽 골반을 누른다. 이 상태에서 돌릴 수 있을 만큼 상체를 왼쪽으로 비튼다. 1분간 유지한 다음 원래 자세로 되돌아오고, 똑같이 반대쪽도 1분간 스트레칭한다.

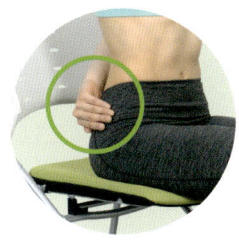

Point
비트는 반대쪽 골반을 손으로 누른다

비트는 반대쪽 골반을 비트는 쪽 손으로 누름으로써, 상체를 단순히 비틀 때보다 등을 더 이완시킬 수 있다.

보통인 사람

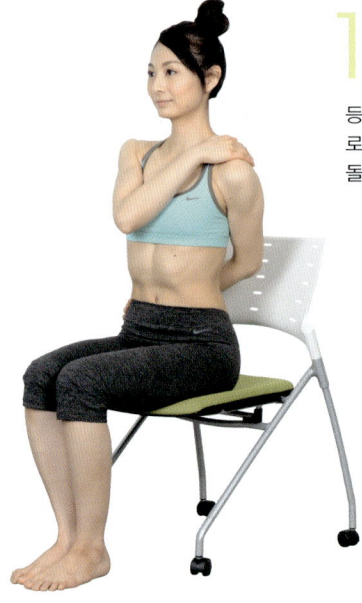

1
등을 펴서 의자 앞쪽에 앉아 오른손으로 왼쪽 어깨를 잡는다. 왼손은 등 뒤로 돌려 오른쪽 골반을 누른다.

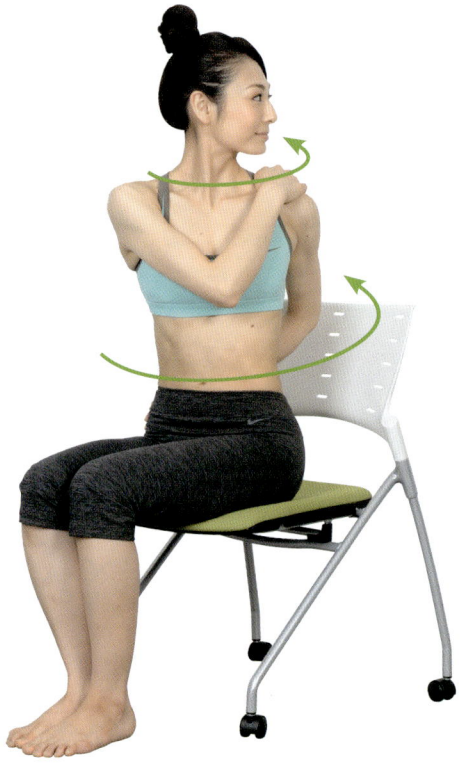

2
상체를 왼쪽으로 돌릴 수 있을 만큼 비틀고, 이와 함께 얼굴도 비트는 방향으로 최대한 돌린다. 1분간 유지한 다음 원래 자세로 되돌아오고, 똑같이 반대쪽도 1분간 스트레칭한다.

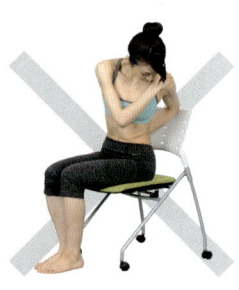

NG
얼굴은 돌리는 방향으로 똑바로
얼굴을 비트는 방향으로 돌리는 것은 등을 더욱 이완시키기 위해서다. 아래로 숙이거나 하지 않고, 돌리는 방향으로 똑바로 향하게 한다.

유연한 사람

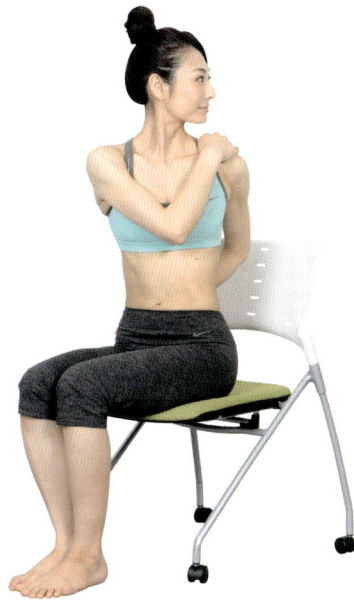

1

등을 펴서 의자 앞쪽에 앉아 오른손으로 왼쪽 어깨를 잡는다. 왼손은 등 뒤로 돌려 오른쪽 골반을 누른다. 이 상태에서 상체를 돌릴 수 있을 만큼 비틀고, 이와 함께 얼굴도 비트는 방향으로 최대한 돌린다.

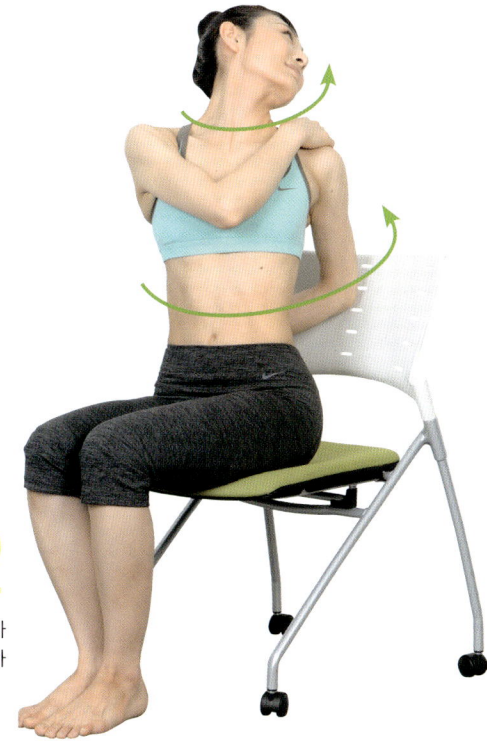

2

상체를 젖혀 얼굴을 비스듬히 위로 최대한 향하게 한다. 1분간 유지한 다음 원래 자세로 되돌아오고, 똑같이 반대쪽도 1분간 스트레칭한다.

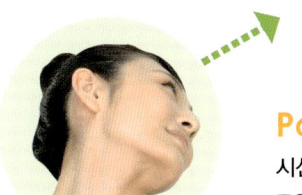

Point
시선은 비스듬히 위를 의식한다

목을 젖히는 감각으로 시선을 비스듬히 위로 향하게 한다. 얼굴을 돌리는 방향으로 똑바로 향하게 하는 동작 이상으로 등 근육이 이완된다.

굳은 사람

靜 어깨 주위를 시원하게 해주는 스트레칭

두 번째 기본 스트레칭은 어깨 주위를 시원하게 해주는 동작입니다. 팔을 어깨높이로 올려 **삼각근**(어깨세모근)을 골고루 이완시킵니다.

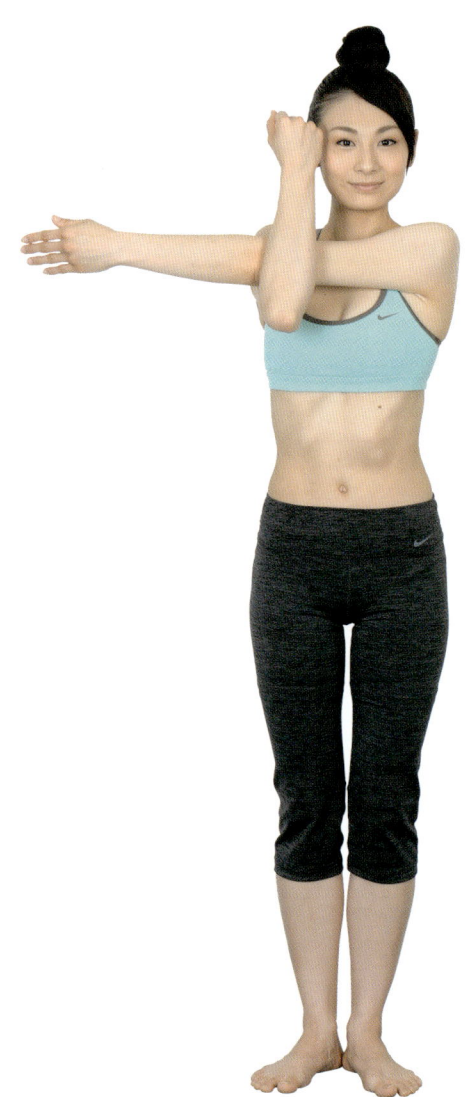

1

등을 펴고 똑바로 서서 왼팔을 어깨높이로 올려 오른쪽으로 돌린 다음, 오른팔로 움켜잡아 안쪽으로 당긴다. 1분간 유지한 다음 팔을 바꿔 오른쪽 삼각근을 이완시킨다.

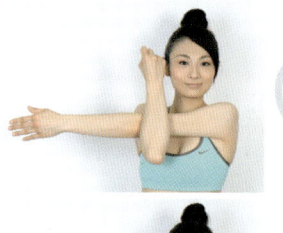
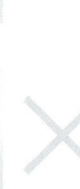

NG
이완하는 팔은 어깨높이를 유지한다

이완하는 쪽 팔을 어깨높이로 유지하고, 반대쪽 아래팔로 팔꿈치를 감싸서 당겨야 삼각근이 제대로 이완된다.

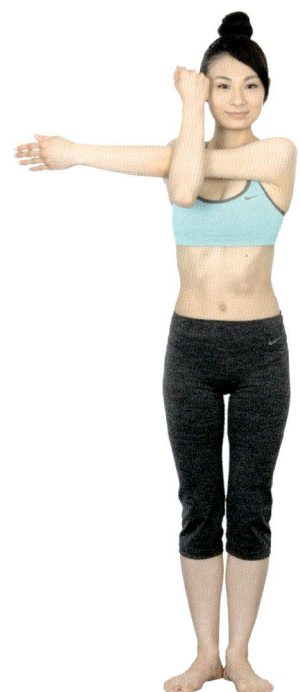

1

등을 펴고 똑바로 서서 왼팔을 어깨높이로 올려 오른쪽으로 돌린 다음, 오른팔로 움켜잡아 안쪽으로 당긴다.

오른팔로 당기면서 얼굴을 왼쪽으로 최대한 돌린다. 1분간 유지한 다음 팔을 바꿔 오른쪽 삼각근을 이완시킨다.

2

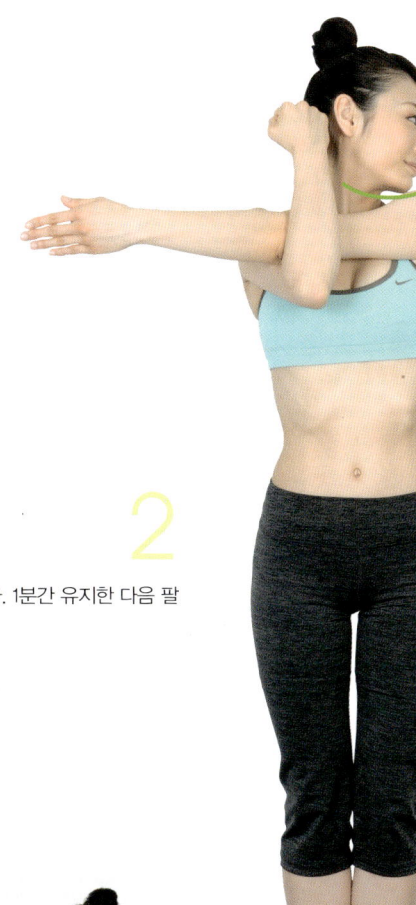

Point

얼굴만을 반대쪽으로 돌린다

얼굴을 반대쪽으로 돌릴 때에는 몸이 따라서 움직이지 않아야 한다. 이완하는 쪽 어깨를 고정한 채 얼굴만 돌아가도록 한다.

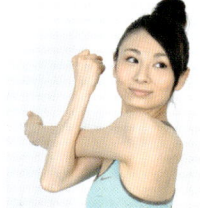

유연한 사람

1

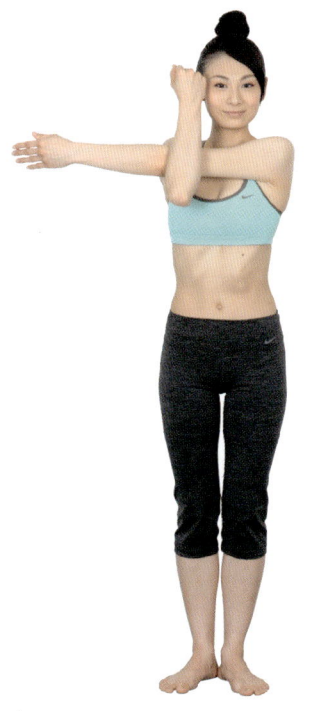

등을 펴고 똑바로 서서 왼팔을 어깨높이로 올려 오른쪽으로 돌린 다음, 오른팔로 움켜잡는다.

2

얼굴을 돌리고, 이완하는 쪽 팔의 손을 안쪽으로 비틀어 손바닥이 정면을 향하게 한 다음, 다시금 손바닥이 위를 향하도록 한다. 각각의 상태에서 움켜잡은 오른팔을 안쪽으로 당긴다. 1분간 유지한 다음 팔을 바꿔 오른쪽 삼각근을 이완시킨다.

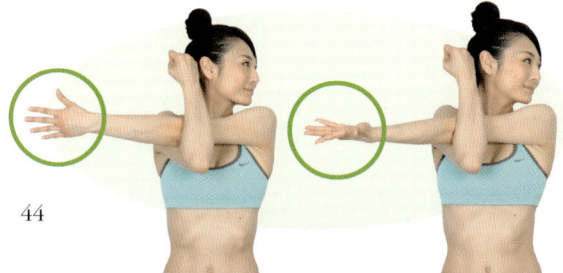

Point
삼각근을 세 부분으로 나눠 이완시킨다

팔을 비틀어 스트레칭하면 삼각근의 전면, 후면, 측면부를 골고루 이완시킬 수 있다.

굳은 사람

靜 어깨와 팔뚝의 군살을 빼주는 스트레칭

세 번째 기본 스트레칭은 어깨와 팔뚝의 군살을 빼주는 동작입니다. 팔꿈치를 머리 높이로 올려 **상완삼두근**(위팔세갈래근), **견갑하근**(어깨밑근)을 이완시킵니다.

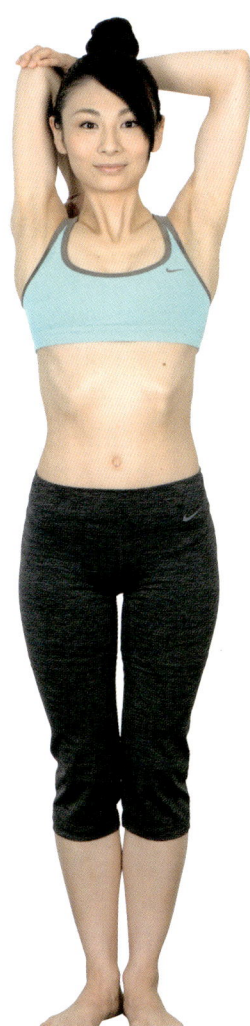

1

오른쪽 팔꿈치를 굽혀 머리 높이로 올리고, 왼손으로 팔꿈치를 아래로 누른다. 1분간 유지한 다음 팔을 바꿔 똑같이 왼쪽 어깨를 이완시킨다.

Point
제대로 이완하기 위한 손의 위치

등에 내려 이완하는 팔의 손은, 오른팔이라면 오른쪽 어깨에 왼팔이라면 왼쪽 어깨에 닿도록 한다. 이렇게 하면 어깨부터 팔까지 잘 이완된다.

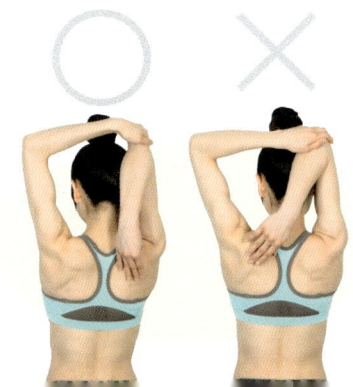

보통인 사람

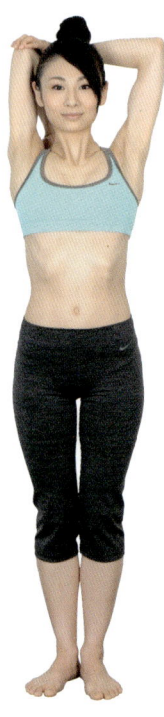

1
오른쪽 팔꿈치를 굽혀 머리 높이로 올리고, 왼손을 팔꿈치 끝에 댄다.

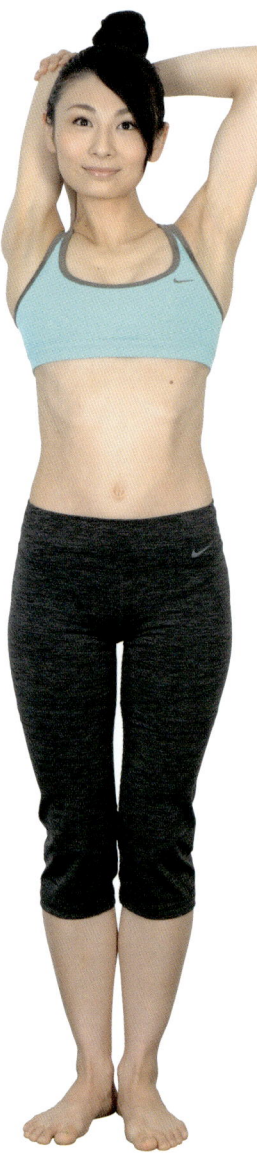

2
얼굴을 들어 몸을 뒤로 살짝 젖히면서 왼손으로 팔꿈치를 아래로 누른다. 1분간 유지한 다음 팔을 바꿔 똑같이 왼쪽 어깨를 이완시킨다.

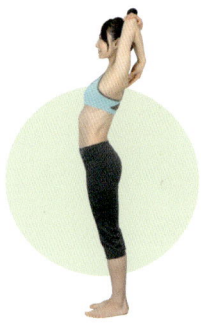

Point
몸을 젖히면 더욱 이완된다
몸을 뒤로 살짝 젖히면 그냥 누를 때보다 상완삼두근, 견갑하근(어깨밑근)이 더욱 이완된다.

유연한 사람

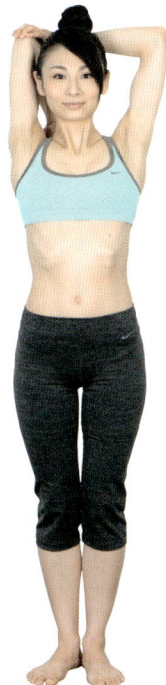

1
오른쪽 팔꿈치를 굽혀 머리 높이로 올리고, 왼손을 팔꿈치 끝에 댄다.

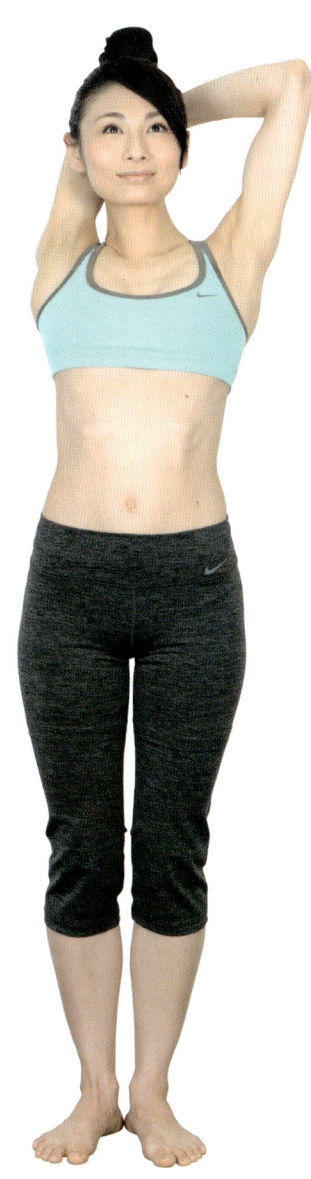

2
오른쪽 팔꿈치를 머리 뒤로 옮기고, 얼굴을 들어 몸을 뒤로 살짝 젖히면서 왼손으로 팔꿈치를 누른다. 1분간 유지한 다음 팔을 바꿔 똑같이 왼쪽 어깨를 이완시킨다.

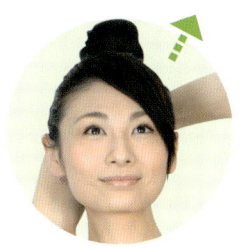

Point
시선을 들어 머리로도 누른다
몸을 젖힐 때에 시선을 들어 머리를 이용하면 몸이 더욱 젖히게 되어 스트레칭 효과가 높아진다.

47

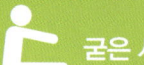 굳은 사람 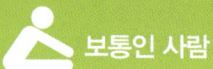 보통인 사람

허벅지를 가늘게 해주는 스트레칭 ①

네 번째 기본 스트레칭은 허벅지를 가늘게 해주는 동작입니다. 먼저 허벅지 뒤쪽에 있는 **대퇴사두근**(넙다리네갈래근)을 이완시킵니다.

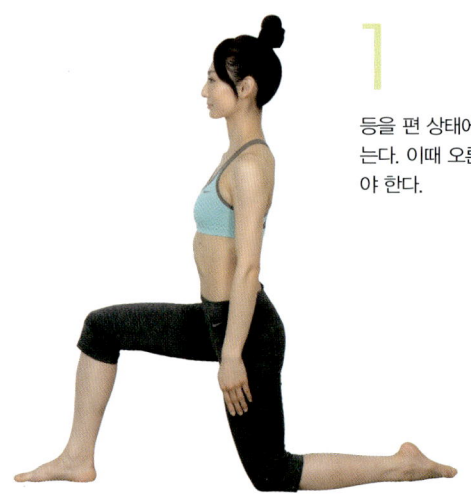

1

등을 편 상태에서 왼쪽 무릎을 딛고 앉는다. 이때 오른쪽 무릎은 90도가 되어야 한다.

2

왼쪽 발을 들어 양손으로 잡고 그대로 위로 올린다. 이때 등은 편 상태를 유지해야 한다. 1분간 유지한 다음 발을 바꿔 오른쪽 대퇴사두근을 이완시킨다.

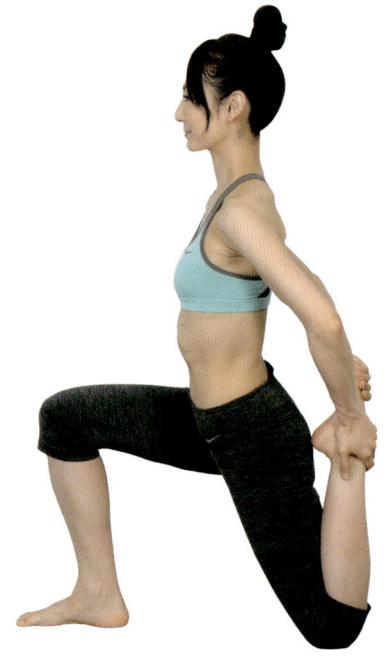

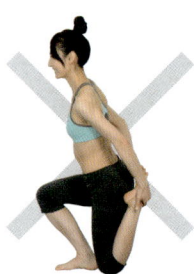

NG

뒤꿈치와 무릎을 너무 붙이지 않는다

몸이 굳은 사람은 앞발의 뒤꿈치와 뒷발의 무릎 간격을 좁혀도 좋은데, 너무 붙이게 되면 대퇴사두근이 이완되지 않는다. 중심을 잡기 어렵거나 많이 힘들면 일단 다리를 한 손으로만 잡는다.

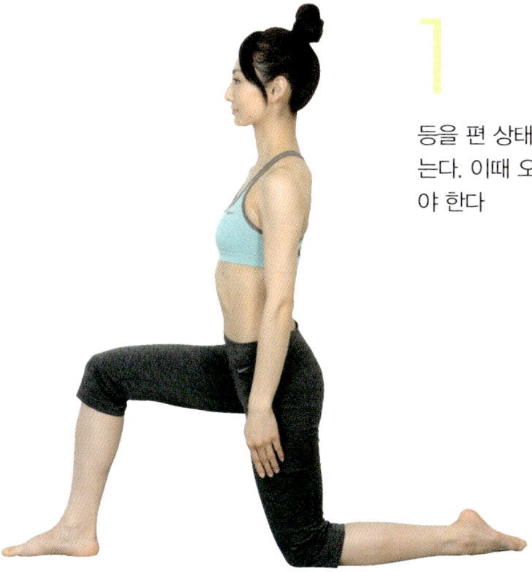

유연한 사람

1
등을 편 상태에서 왼쪽 무릎을 딛고 앉는다. 이때 오른쪽 무릎은 90도가 되어야 한다

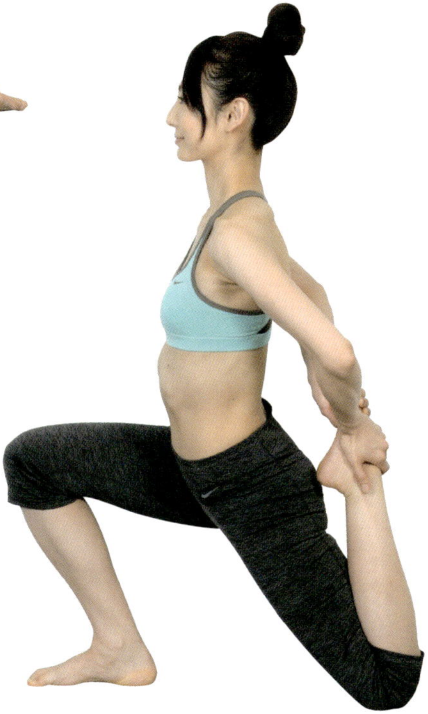

2
왼쪽 발을 들어 양손으로 잡고 그대로 위로 올리는데, 등을 편 채로 앞쪽에 체중을 싣는다. 1분간 유지한 다음 발을 바꿔 오른쪽 대퇴사두근을 이완시킨다.

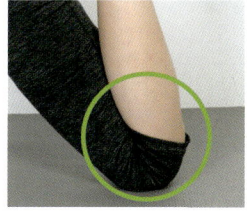

Point
무릎을 뒤쪽에 보인다는 느낌으로
앞쪽에 체중을 실을 때에는 무릎의 슬개골(무릎 관절 전면의 접시 모양 뼈)을 뒤쪽에 보인다는 느낌으로 스트레칭하면 대퇴사두근이 더욱 이완된다. 바닥에 댄 무릎이 많이 아프면 방석 등을 깔고 한다.

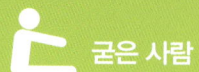 굳은 사람

허벅지를 가늘게 해주는 스트레칭 ②

다섯 번째 기본 스트레칭은 허벅지 뒤쪽을 이완시키는 동작입니다. 한쪽 무릎을 짚은 상태에서 **햄스트링**(뒤허벅지근육)을 제대로 이완시킵니다.

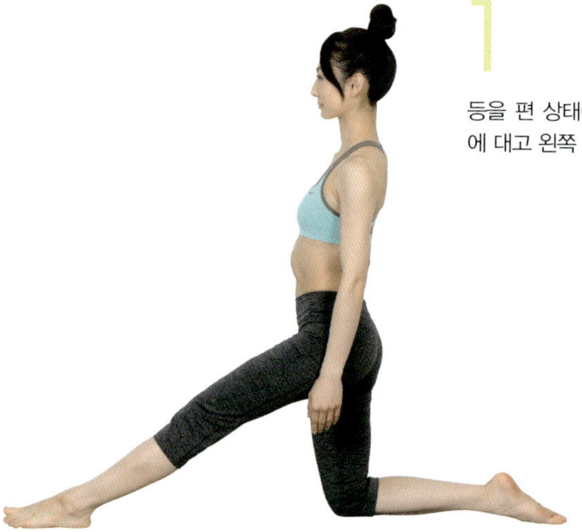

1 등을 편 상태에서 오른쪽 무릎을 바닥에 대고 왼쪽 다리를 앞으로 내민다.

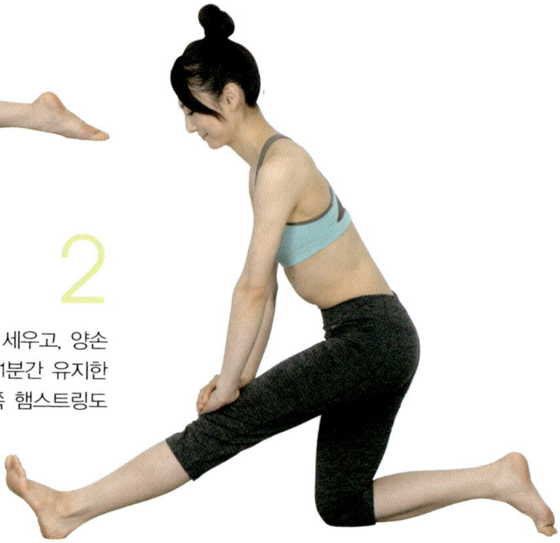

2 이완하는 다리의 발목을 세우고, 양손을 무릎에 대고 누른다. 1분간 유지한 다음 다리를 바꿔 오른쪽 햄스트링도 이완시킨다.

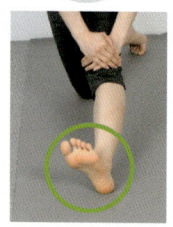 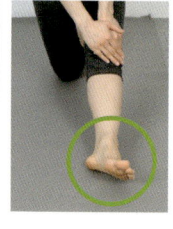

Point
이완하는 다리의 발끝을 안쪽으로
이완하는 다리의 발목을 바깥쪽으로 하고, 발끝을 안쪽으로 눕혀 새끼발가락을 세우면 더욱 이완된다.

보통인 사람

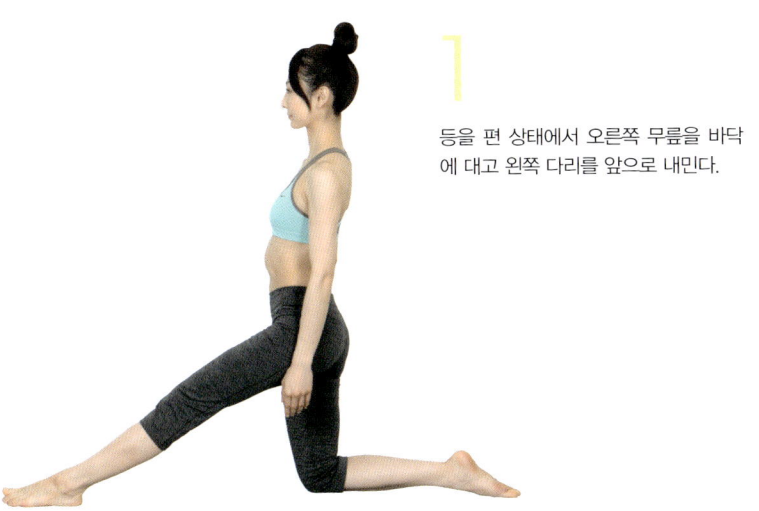

1

등을 편 상태에서 오른쪽 무릎을 바닥에 대고 왼쪽 다리를 앞으로 내민다.

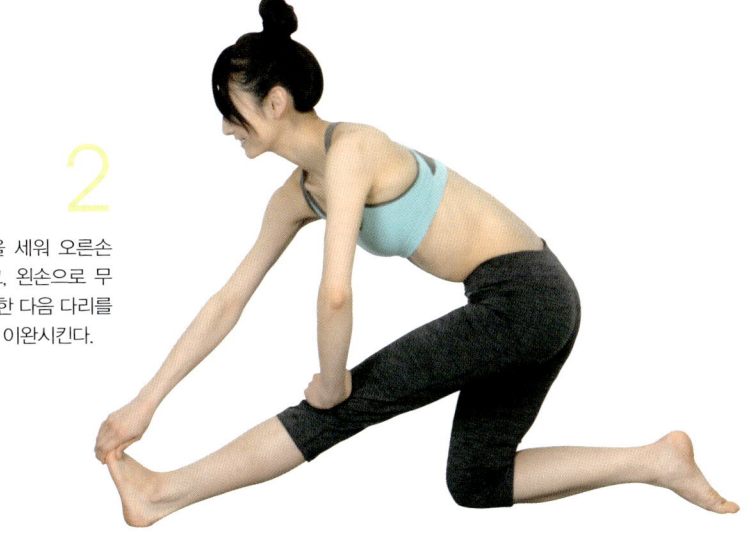

2

이완하는 다리의 발목을 세워 오른손으로 새끼발가락을 잡고, 왼손으로 무릎을 누른다. 1분간 유지한 다음 다리를 바꿔 오른쪽 햄스트링도 이완시킨다.

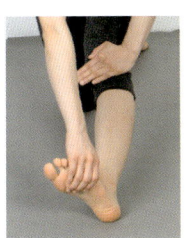

Point
세운 발의 새끼발가락을 잡기

발을 잡을 때에는 새끼발가락을 잡는다. 엄지발가락이나 발가락 전체를 잡으면 그만큼 햄스트링 이완이 약해진다.

 유연한 사람

1
등을 편 상태에서 오른쪽 무릎을 바닥에 대고 왼쪽 다리를 앞으로 내민다.

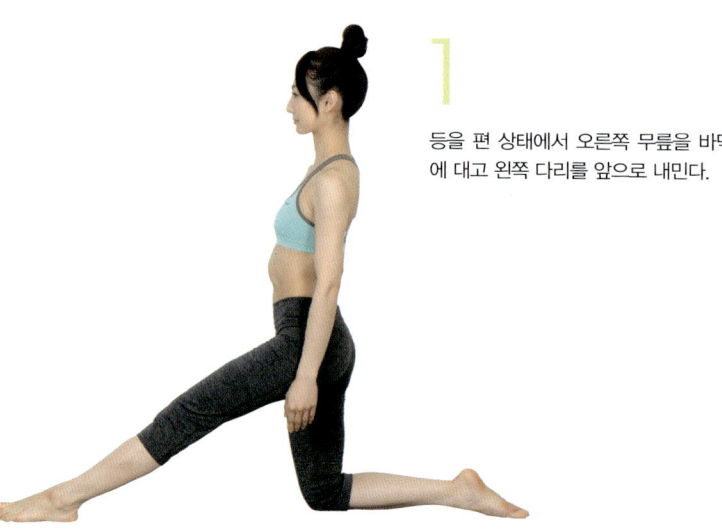

2
이완하는 다리의 발목을 세워 오른손으로 새끼발가락을 잡고, 왼손으로 무릎을 누른다. 이때 골반을 의식적으로 세운다. 1분간 유지한 다음 다리를 바꿔 오른쪽 햄스트링도 이완시킨다.

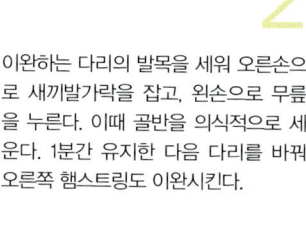

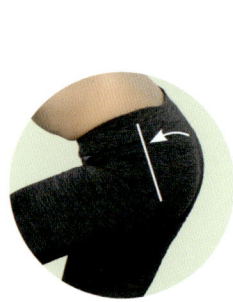

Point
골반을 세우면 더욱 효과적
무릎을 누를 때 의식적으로 골반을 내밀어 세우면 더욱 이완시킬 수 있다. 새끼발가락을 잡으면서 세우는 게 중요하다.

엉덩이를 탄력 있게 해주는 스트레칭

기본 스트레칭의 마지막은 엉덩이를 탄력 있게 해주는 동작입니다. **대둔근**(큰볼기근), **중둔근**(중간볼기근)을 이완시켜 엉덩이 탄력을 높입니다.

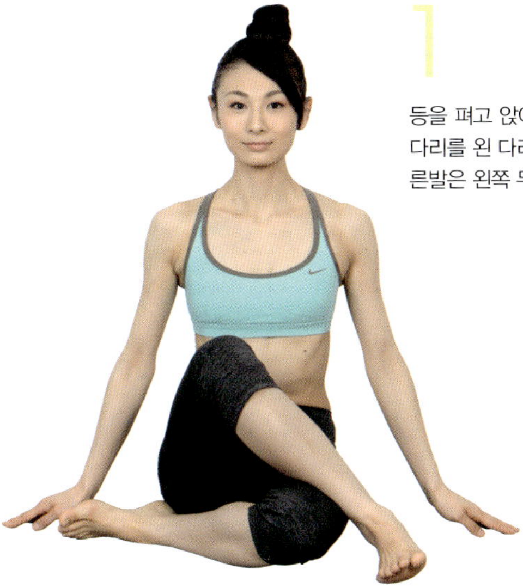

1
등을 펴고 앉아서 양 무릎을 굽혀 오른 다리를 왼 다리 위로 교차한다. 이때 오른발은 왼쪽 무릎의 바깥쪽에 둔다.

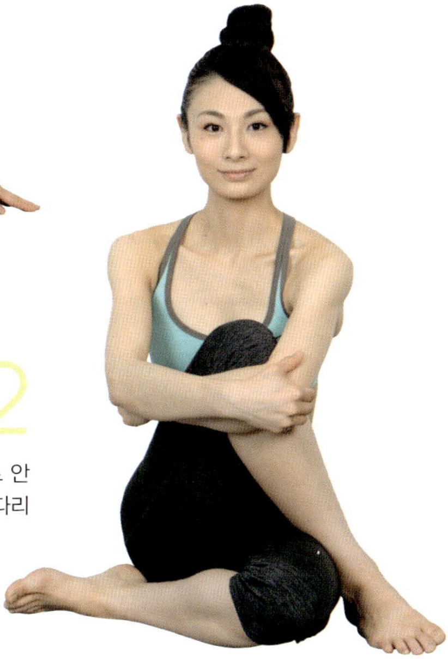

2
무릎을 굽힌 채 오른 다리를 세우고 양팔로 안아 가슴 쪽으로 당긴다. 1분간 유지한 다음 다리를 바꿔 왼쪽 엉덩이를 이완시킨다.

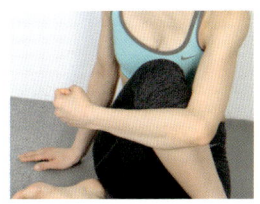

Point
반대쪽 팔을 밑에 댄다
무릎을 안을 때는 세운 무릎의 반대쪽 팔을 밑에 대야 한다. 세운 무릎 쪽 팔을 밑에 두면 당기는 힘이 약해진다.

보통인 사람

1

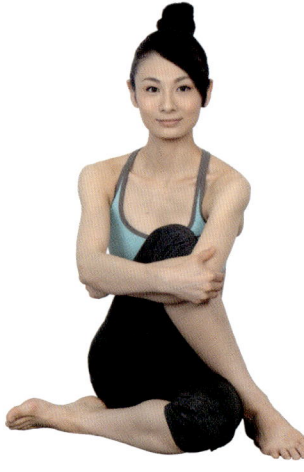

등을 펴고 앉아서 양 무릎을 굽혀 오른 다리를 왼 다리 위로 교차한다. 이때 오른발은 왼쪽 무릎의 바깥쪽에 둔다. 이어서 무릎을 굽힌 채 오른 다리를 세워 양팔로 안는다.

2

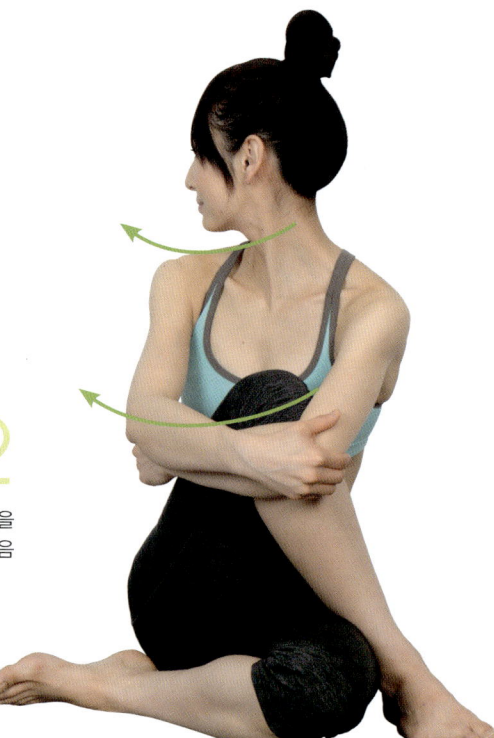

양팔로 무릎을 가슴 쪽으로 당기면서, 얼굴을 오른쪽으로 최대한 돌린다. 1분간 유지한 다음 다리를 바꿔 왼쪽 엉덩이를 이완시킨다.

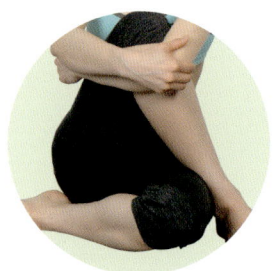

Point
얼굴을 돌릴 때 엉덩이가 뜨지 않기

얼굴을 돌릴 때는 몸 전체를 돌리되 엉덩이가 뜨지 않도록 한다. 엉덩이가 바닥에 붙어있어야만 근육이 제대로 이완된다.

유연한 사람

1

등을 펴고 앉아서 양 무릎을 굽혀 오른 다리를 왼 다리 위로 교차한다. 이때 오른발은 왼쪽 무릎의 바깥쪽에 둔다. 이어서 무릎을 굽힌 채 오른 다리를 세워 양팔로 안는다.

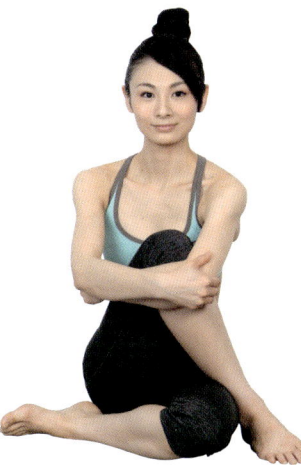

2

양팔로 무릎을 가슴 쪽으로 당기면서, 얼굴을 비스듬히 위쪽으로 최대한 돌린다. 이때 상체가 젖히는 것을 의식한다. 1분간 유지한 다음 다리를 바꿔 왼쪽 엉덩이를 이완시킨다.

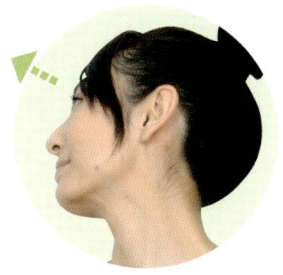

Point
시선은 비스듬히 위쪽을
시선은 비스듬히 위쪽을 의식해 몸을 젖히면 엉덩이 근육을 더욱 이완시킬 수 있다. 단 가슴에서 무릎이 떨어지면 안 된다.

잠깐만요!

통증이 사라지는 것만으로도 체지방은 감소한다

몸의 통증은 대개 근육이 신경을 누르기 때문이다

허리 통증, 등 통증, 목 통증 등 나이를 먹으면 여기저기 아픈 데가 생깁니다. 지금 당장 아픈 데가 전혀 없는 사람이라도 예전에 어디든 통증을 느낀 적이 있을 것입니다. 그 같은 통증을 스트레칭으로 해소해주는 것도 실은 체지방이 감소하는 몸 만들기에 중요합니다.

'통증이 사라진다'는 것과 '살이 빠진다'는 게 잘 연결되지 않는 사람도 있을지 모르겠습니다만, 통증이 사라지면 똑같은 식사, 똑같은 생활을 하더라도 확실히 살이 더 잘 빠집니다. 왜냐하면 통증에 의해 기초대사 활동이 방해받기 때문입니다. 1장에서 혈액 흐름이 원활하지 않으면 기초대사가 나빠진다고 했는데, 통증 또한 대사 기능을 악화시키는 요인인 것입니다.

통증을 느끼는 것은 환부에 울혈이 생겨 피 흐름이 정체되었기 때문일 수 있습니다. 통증이 생긴 조직이 유착함으로써 근육의 펌프 작용을 어렵게 만들 가능성도 있지요. 그리고 통증을 이유로 근육을 제대로 움직이지 않게 되면 역시 펌프 작용이 둔화됩니다. 이로 인해 혈액 흐름이 나쁘면 기초대사도 나빠집니다. 반대로, 통증이 개선되어 근육을 제대로 움직이게 되면 기초대사는 정상으로 돌아옵니다. 이로써 체지방은 감소하기 쉽게 되지요.

원래 몸의 통증이나 부석부석함, 저림 같은 증상은 굳어진 근육이 신경을 누르기 때문에 생깁니다. 근육을 부드럽게 해주면 이런 증상들만 개선되는 게 아니라 그곳의 혈액 흐름까지 좋아집니다.

움직일 일이 적은 근육은 상처를 입기 쉽습니다. 격한 트레이닝뿐 아니라 일상생활에서도 근육은 손쉽게 상처를 입습니다. 근육이 상처를 입으면 거기에 노폐물이 쌓이고 혈액 흐름이 나빠집니다. 통증을 느끼기 전에 평소 꾸준히 스트레칭하는 것이 기초대사를 양호하게 유지하는 비결이지요.

CHAPTER 3

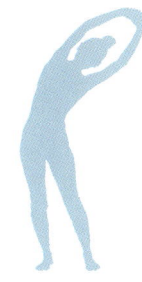

상반신 스트레칭

·

기본 스트레칭 6동작을 꾸준히 하면 스트레칭만으로도
체지방이 감소한다는 사실을 실감할 수 있습니다.
chapter 3부터는 다이어트 효과를 높이면서도 매일의 스트레칭에
응용이 가능한 동작을 신체 부위별로 소개합니다.
먼저 상반신 스트레칭부터 시작하겠습니다.

어깨, 가슴, 팔을 이완시켜 상반신 체지방 줄이기

정적 스트레칭은 가슴, 아래팔과 손가락, 동적 스트레칭은 어깨와 팔

상반신을 대상으로 한 스트레칭에서는 정적 스트레칭 4동작, 동적 스트레칭 5동작을 소개합니다. 정적 스트레칭은 가슴의 큰 근육인 대흉근, 그 안쪽에 있는 소흉근, 손목 및 물건을 잡을 때 사용되는 아래팔의 굴근과 신근을 이완시키는 동작, 피로가 쌓인 손가락 관절을 풀어주는 동작으로 구성됩니다. 아래팔과 손가락은 체지방 감소와 관련성이 적은 부위이기는 하지만, 움직임이 나빠지면 몸 전체에 영향을 미칠 수 있으므로 스트레칭해주는 게 좋습니다. 동적 스트레칭은 위팔의 상완삼두근과 삼각근을 대상으로 한 동작입니다. 그리고 마지막에 소개하는 동작은 팔굽혀펴기의 업그레이드 버전입니다.

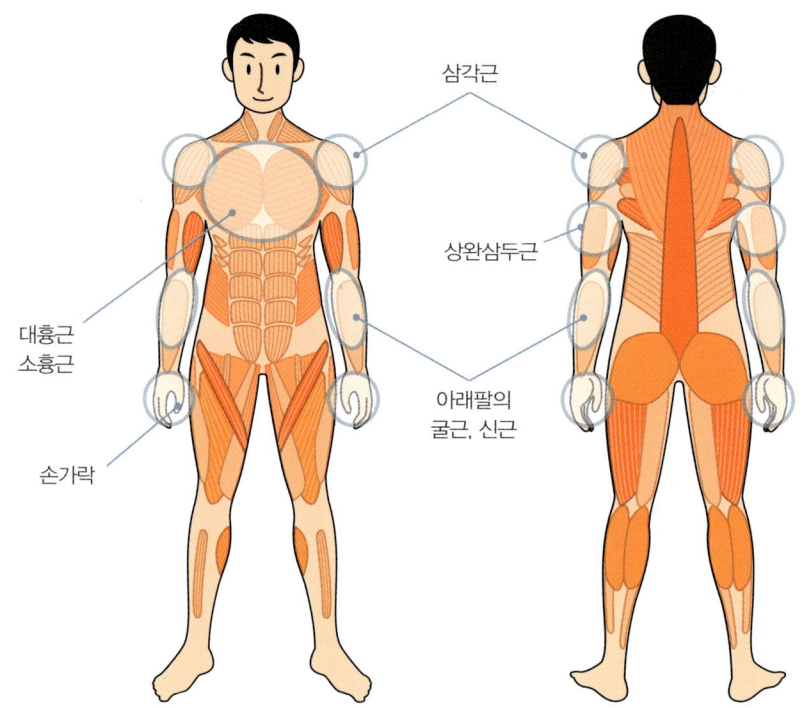

靜 가슴 근육을 풀어주는 스트레칭

상반신 스트레칭의 첫번째는 가슴 근육을 풀어주는 동작입니다. 벽 코너를 이용해 **대흉근**(큰가슴근), **소흉근**(작은가슴근)을 이완시킵니다.

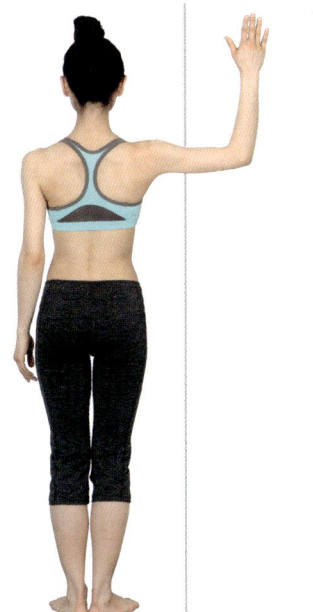

등을 펴서 벽과 평행하게 선 다음, 오른쪽 팔꿈치를 어깨높이에서 굽혀 벽에 댄다.

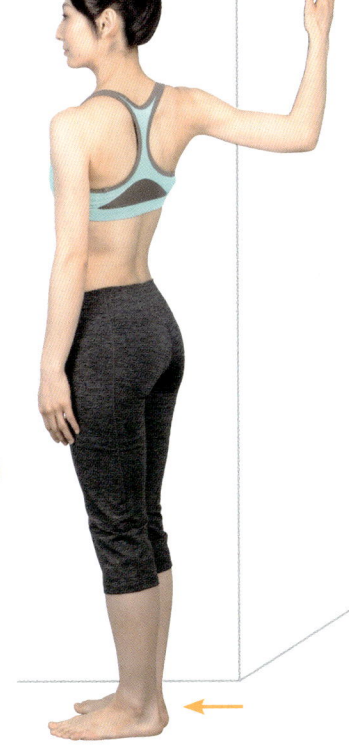

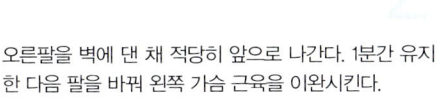

오른팔을 벽에 댄 채 적당히 앞으로 나간다. 1분간 유지한 다음 팔을 바꿔 왼쪽 가슴 근육을 이완시킨다.

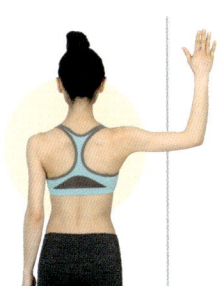

● Point
팔꿈치는 90도를 유지한다

벽에 댄 팔의 팔꿈치는 90도를 유지한다. 한 걸음 앞으로 설 때도 처음 자세가 흐트러지지 않아야 가슴 근육이 제대로 이완된다.

보통인 사람

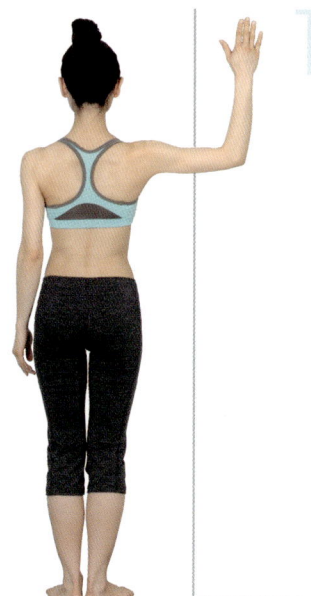

1 등을 펴서 벽과 평행하게 선 다음, 오른쪽 팔꿈치를 어깨높이에서 굽혀 벽에 댄다.

2 오른팔을 벽에 댄 채 조금 앞으로 나간 다음, 몸을 발에서부터 왼쪽으로 회전시킨다. 1분간 유지한 다음 팔을 바꿔 왼쪽 가슴 근육을 이완시킨다.

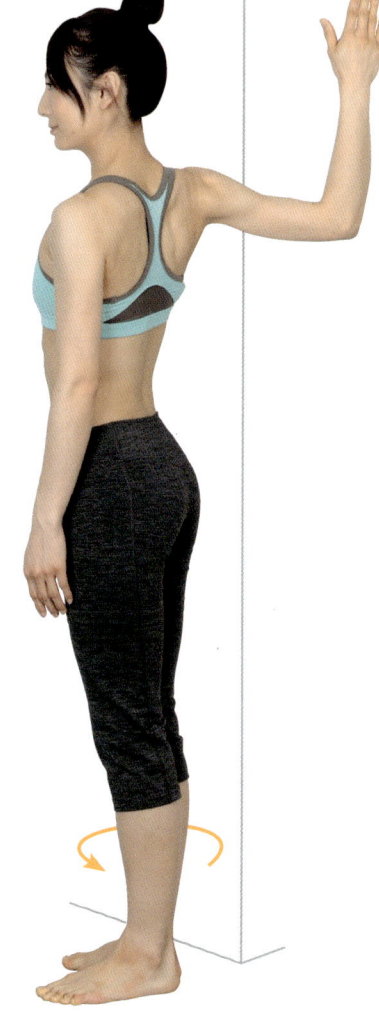

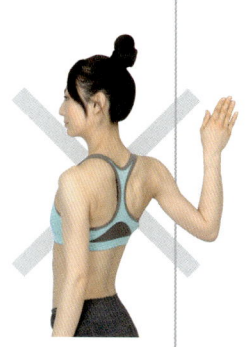

NG
팔꿈치를 내리지 않는다
팔꿈치가 어깨높이를 유지해야 대흉근(큰가슴근)이 제대로 이완된다. 밑으로 내리면 이완되기 어렵다.

유연한 사람

등을 펴서 벽과 평행하게 선 다음, 오른쪽 팔꿈치를 어깨높이에서 굽혀 벽에 댄다. 오른팔을 벽에 댄 채 조금 앞으로 나간 상태에서 몸을 발에서부터 왼쪽으로 회전시킨다.

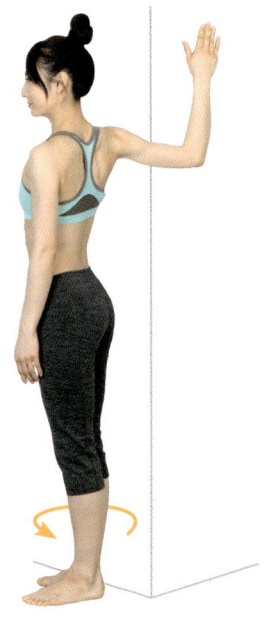

얼굴을 왼쪽으로 최대한 돌린다. 1분간 유지한 다음 팔을 바꿔 왼쪽 가슴 근육을 이완시킨다.

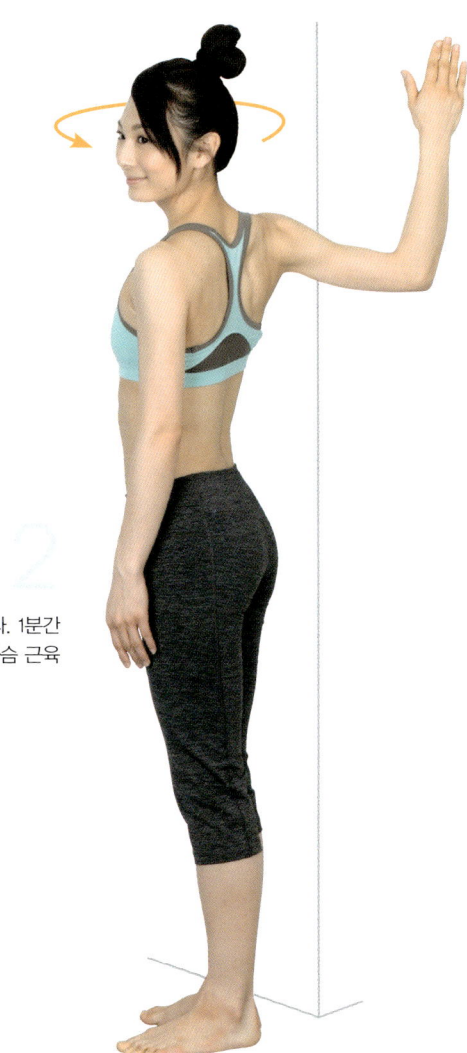

Point
팔을 펴면 더욱 이완된다
굽혔던 팔을 펴서 똑같은 동작을 하면 가슴 근육이 더욱 이완된다. 이때 팔은 비스듬히 위를 향하게 한다.

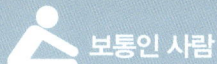

靜 아래팔을 풀어주는 스트레칭 ①

다음 상반신 스트레칭은 아래팔을 풀어주는 동작입니다. 팔을 앞으로 내밀어 **아래팔의 굴근(굽힘근)**을 이완시킵니다.

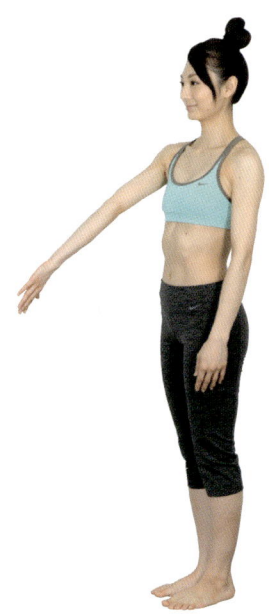

1
등을 펴서 바르게 선 다음, 오른팔을 쭉 편 채 손바닥이 위로 가도록 내민다.

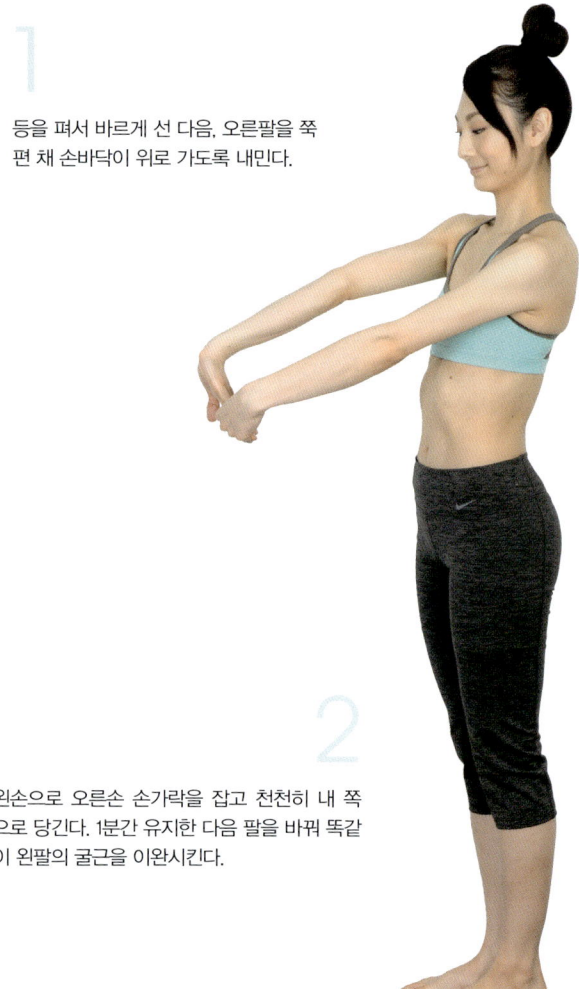

2
왼손으로 오른손 손가락을 잡고 천천히 내 쪽으로 당긴다. 1분간 유지한 다음 팔을 바꿔 똑같이 왼팔의 굴근을 이완시킨다.

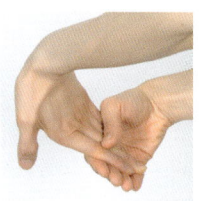

Point
엄지를 제2관절에 대고 잡는다

손가락을 잡을 때에는 이완시키는 쪽 손가락의 제2관절에 엄지를 대고 잡는다. 이때 검지 쪽을 강하게 당기면 더욱 잘 이완된다.

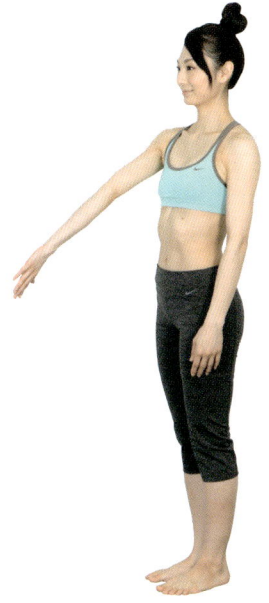

1 등을 펴서 바르게 선 다음, 오른팔을 쭉 편 채 손바닥이 위로 가도록 내민다.

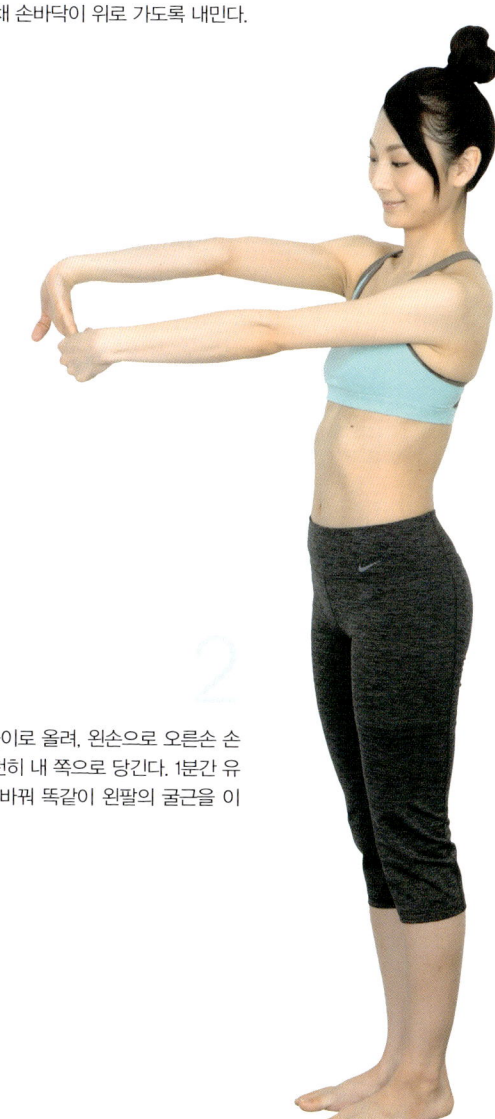

2 오른팔을 어깨높이로 올려, 왼손으로 오른손 손가락을 잡고 천천히 내 쪽으로 당긴다. 1분간 유지한 다음 팔을 바꿔 똑같이 왼팔의 굴근을 이완시킨다.

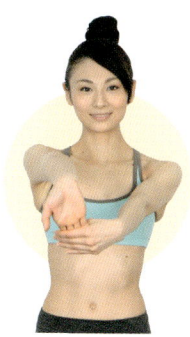

Point
팔꿈치를 편 채 스트레칭한다
손가락을 내 쪽으로 당길 때 팔꿈치가 굽지 않도록 주의한다. 팔이 굽으면 스트레칭 효과가 떨어진다.

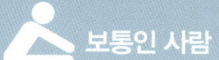

靜 아래팔을 풀어주는 스트레칭 ②

아래팔을 풀어주는 스트레칭 두 번째입니다. 손등을 위로 해서 주먹을 내민 상태에서 **아래팔의 신근(폄근)을** 이완시킵니다.

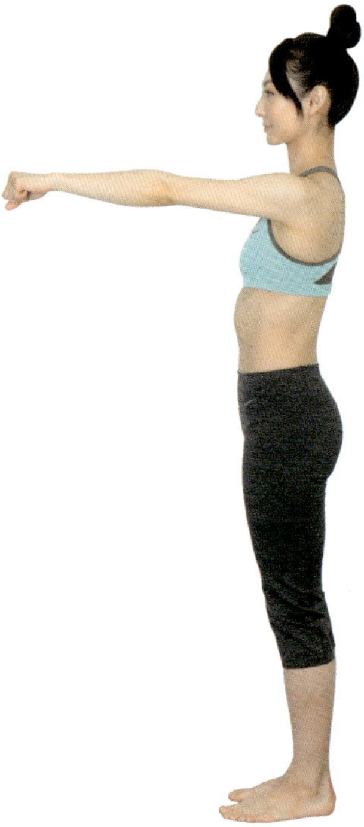

1

등을 펴서 바르게 선 다음, 왼 팔을 쭉 편 채 손등이 위로 가도록 내민다. 이때 주먹을 가볍게 쥔다.

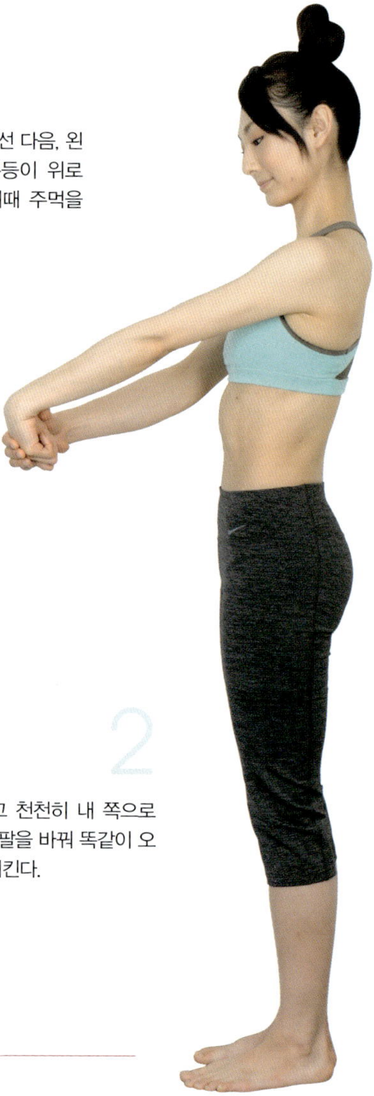

2

오른손으로 왼 주먹을 잡고 천천히 내 쪽으로 당긴다. 1분간 유지한 다음 팔을 바꿔 똑같이 오른팔의 신근(폄근)을 이완시킨다.

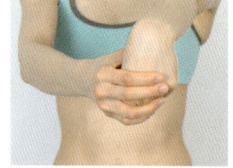

Point
주먹을 쥐고 이완시킨다
주먹을 가볍게 쥠으로써 신근이 보다 잘 이완된다. 검지와 중지로 누르듯이 당기면 더욱 이완된다.

유연한 사람

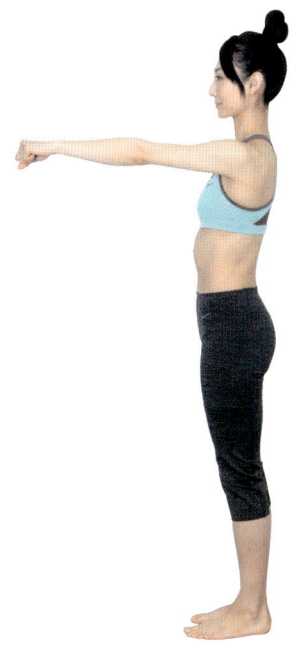

등을 펴서 바르게 선 다음, 왼팔을 쭉 편 채 손등이 위로 가도록 내민다. 이때 주먹을 가볍게 쥔다.

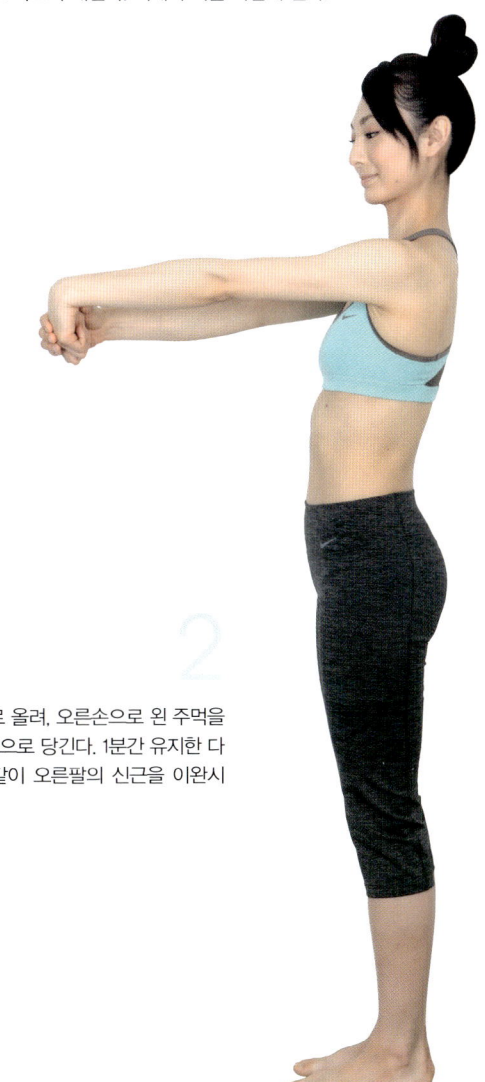

왼팔을 어깨높이로 올려, 오른손으로 왼 주먹을 잡고 천천히 내 쪽으로 당긴다. 1분간 유지한 다음 팔을 바꿔 똑같이 오른팔의 신근을 이완시킨다.

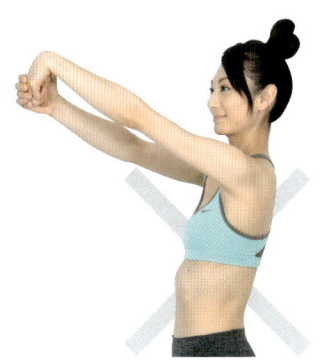

NG
팔꿈치를 펴고 어깨높이를 유지한다

팔꿈치를 쭉 펴고 어깨높이를 유지한 채 스트레칭한다. 팔이 너무 높으면 팔꿈치를 펴려는 의식이 약해지므로 주의한다.

굳은 사람   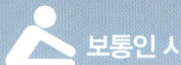 보통인 사람

靜 손가락 관절을 풀어주는 스트레칭

상반신 정적 스트레칭의 마지막은 **손가락 관절**을 풀어주는 동작입니다. 손가락 하나하나를 정성껏 이완시키며 풀어줍니다.

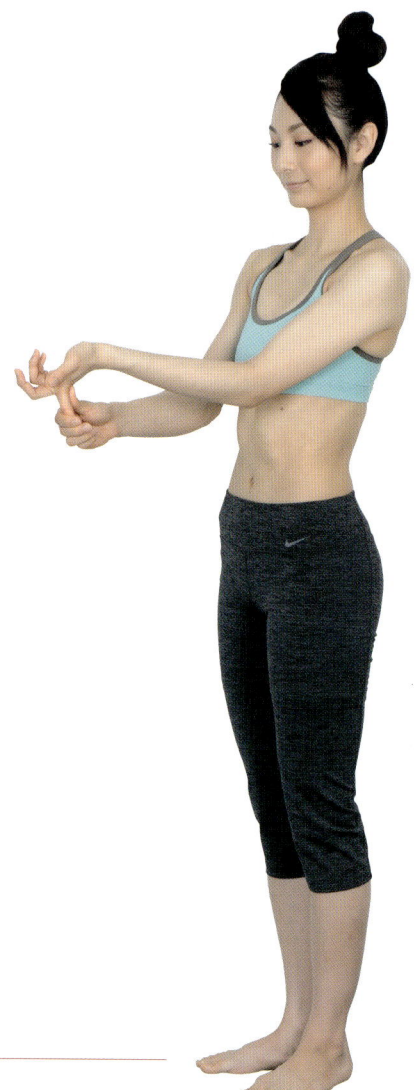

1

왼팔의 팔꿈치를 가볍게 굽히고 손바닥을 위로 향하게 한다. 오른손으로 왼손 손가락을 하나씩 잡고 제1관절, 제2관절 순으로 젖힌다. 모든 손가락이 끝나면 팔을 바꿔 오른손 손가락을 풀어준다.

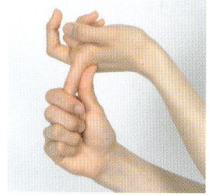

Point
손가락을 무리해서 젖히지 않는다

원래 손가락이 굽은 사람이나 잘 젖혀지지 않는 사람은 먼저 손가락을 바르게 펴는 것을 목표로 풀어준다. 힘을 너무 줘서 무리하게 당기지 않도록 한다.

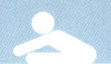

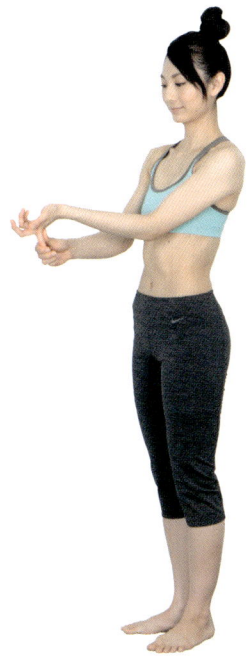

1. 왼팔의 팔꿈치를 가볍게 굽히고 손바닥을 위로 향하게 한다. 오른손으로 왼손 손가락을 하나씩 잡는다.

2. 팔꿈치를 펴서 손가락을 하나씩, 각 관절마다 젖힌다. 모든 손가락이 끝나면 팔을 바꿔 오른손 손가락을 풀어준다.

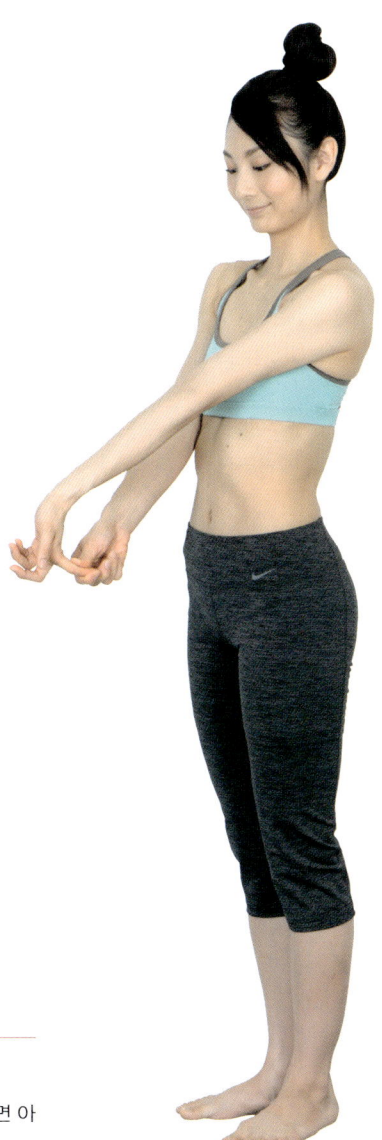

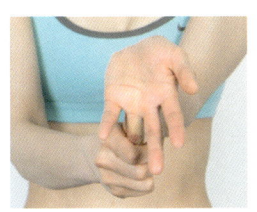

Point
손가락을 하나씩 정성껏 풀어준다

손가락을 하나씩 풀어준다. 모든 손가락을 잡고 한 번에 당기면 아래팔을 대상으로 하는 스트레칭이 되므로 주의한다.

굳은 사람   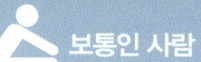 보통인 사람

動 어깨뼈를 부드럽게 해주는 스트레칭

상반신 동적 스트레칭의 첫 번째는 견갑골(어깨의 삼각형 모양 뼈)을 부드럽게 해주는 동작입니다. 손을 뒤에서 깍지 낀 채 **어깨뼈**를 충분히 이완시킵니다.

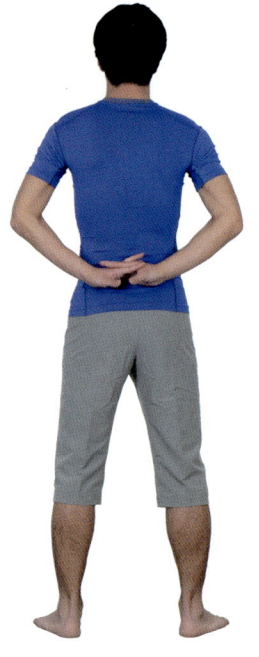

1

등을 펴서 바르게 선 다음. 양손을 뒤에서 깍지 낀다. 이때 손바닥은 아래를 향하게 한다.

2

양손을 깍지 낀 채 어깨뼈를 전후로 움직인다. 어깨를 움츠렸다가 펴는 듯한 감각으로 하면 된다. 횟수는 20회

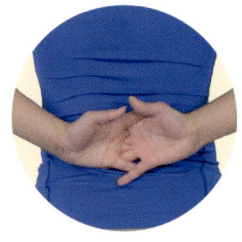

NG
손바닥을 아래로 해서 깍지를 낀다
깍지를 낄 때는 손바닥을 아래로 향하게 한다. 정면이나 위를 향하게 하면 스트레칭 효과가 떨어진다.

유연한 사람

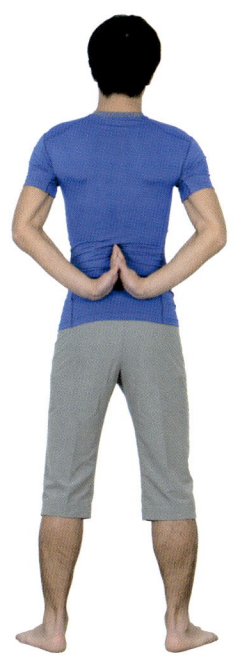

1. 등을 펴서 바르게 선 다음, 양손을 등 뒤에서 마주보게 한다.

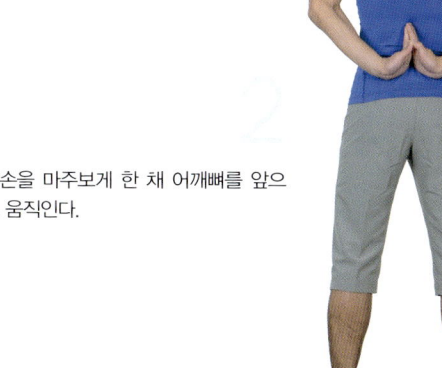

2. 양손을 마주보게 한 채 어깨뼈를 앞으로 움직인다.

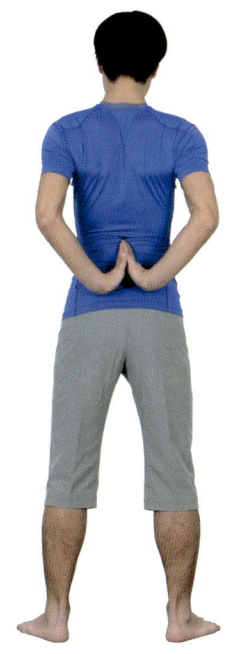

3. 양손을 마주보게 한 채 어깨뼈를 뒤로 움직인다. 횟수는 20회

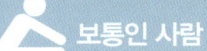 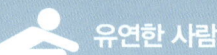

팔뚝을 가늘게 해주는 스트레칭

상반신 동적 스트레칭의 두 번째는 팔뚝을 가늘게 해주는 동작입니다. 팔을 비틀면서 흔들어 **상완삼두근**(위팔세갈래근)을 자극합니다.

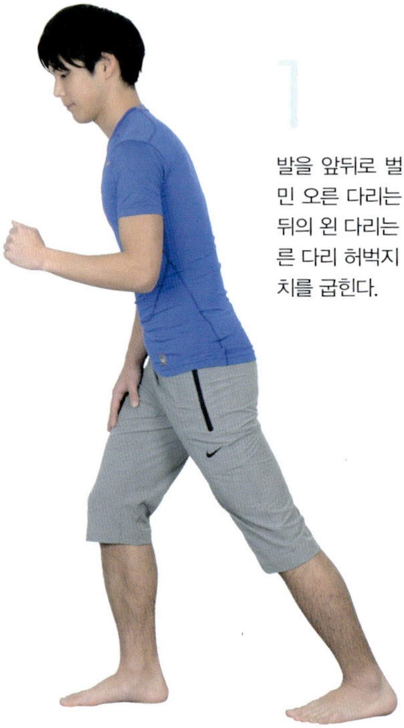

1

발을 앞뒤로 벌린 상태에서 앞으로 내민 오른 다리는 무릎을 가볍게 굽히고, 뒤의 왼 다리는 편다. 이때 오른손은 오른 다리 허벅지 위에 놓고, 왼팔은 팔꿈치를 굽힌다.

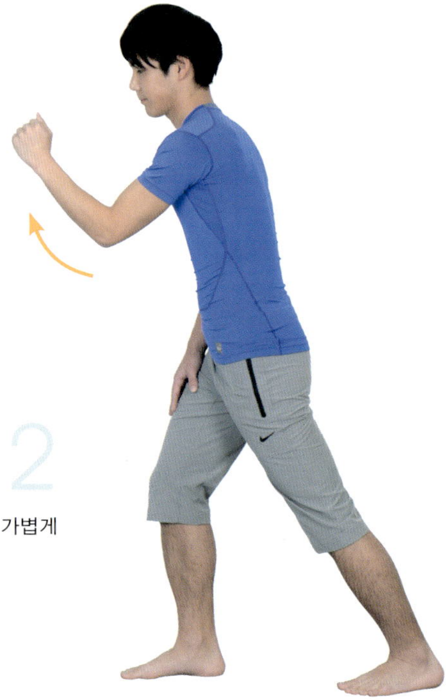

2

왼팔을 앞으로 가볍게 흔들어 올린다.

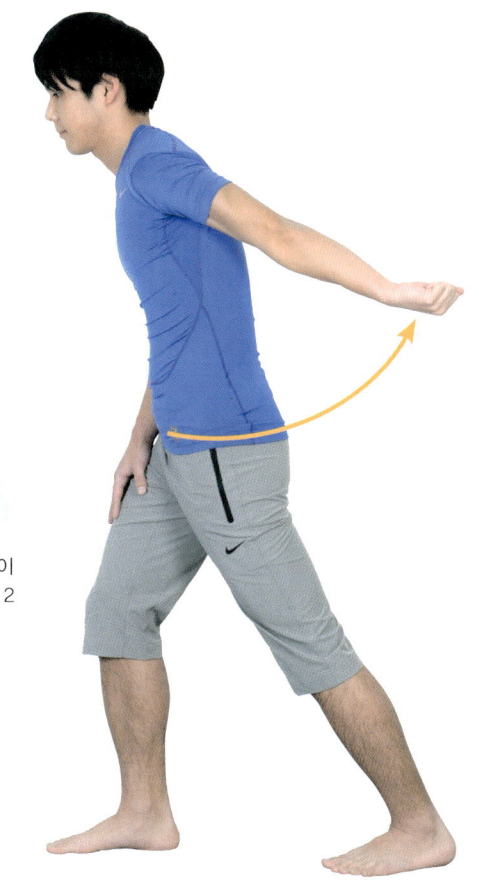

왼팔을 뒤로 흔들면서 팔꿈치를 펴는데, 이때 손바닥이 위로 향하도록 팔을 비튼다. 2와 3 동작을 좌우 각 20회 반복한다.

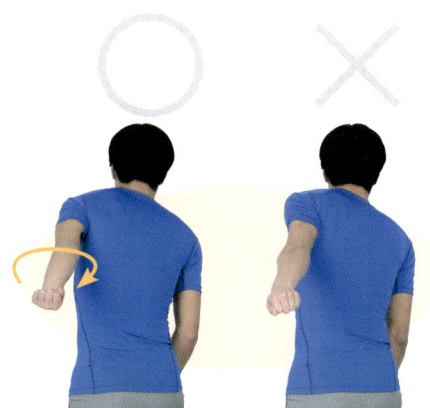

Point
안쪽으로 비틀어 손바닥을 위로
팔을 안쪽으로 비틀어 팔이 펴졌을 때는 손바닥이 위를 향하게 한다. 이것이 상완삼두근을 적당히 자극하는 올바른 자세다.

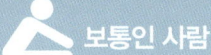 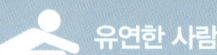

動 어깨 주위를 풀어주는 스트레칭 ①

여기서부터는 어깨 주위를 풀어주는 동적 스트레칭을 3개 소개합니다. 먼저 양팔을 옆으로 흔들어 **삼각근**을 풀어주는 동작입니다.

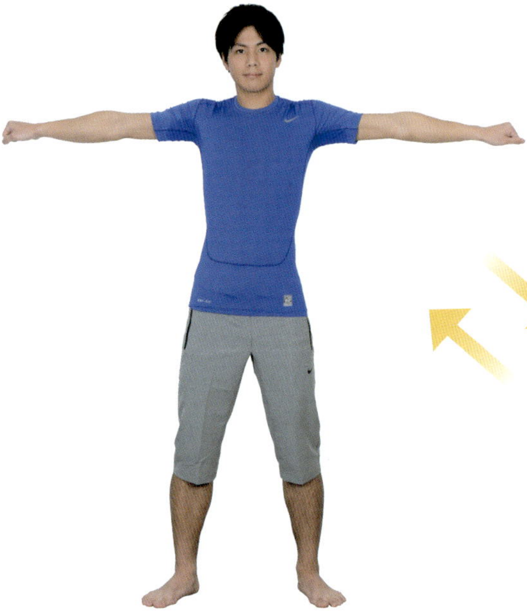

1 어깨너비로 다리를 벌리고 양팔을 펴서 어깨보다 살짝 높게 올린다.

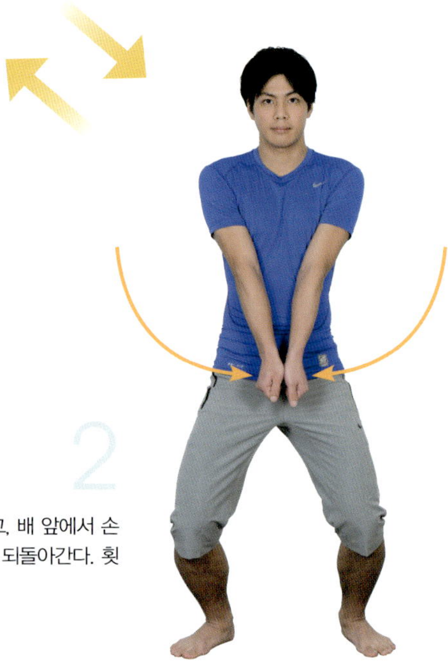

2 무릎을 굽히며 양팔을 내리고, 배 앞에서 손을 마주한 다음 원래 자세로 되돌아간다. 횟수는 30회 반복

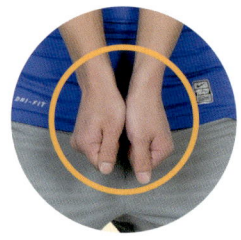

Point
양손을 딱 마주치게 한다
삼각근의 움직임을 넓히기 위해 어깨높이에서 양팔을 내릴 때는 양손을 딱 마주치게 한다.

動 어깨 주위를 풀어주는 스트레칭 ②

어깨 주위를 풀어주는 동적 스트레칭 두 번째는 양팔을 상하로 움직이는 동작입니다.
삼각근을 상하로 움직여 굳어진 근육을 풀어줍니다.

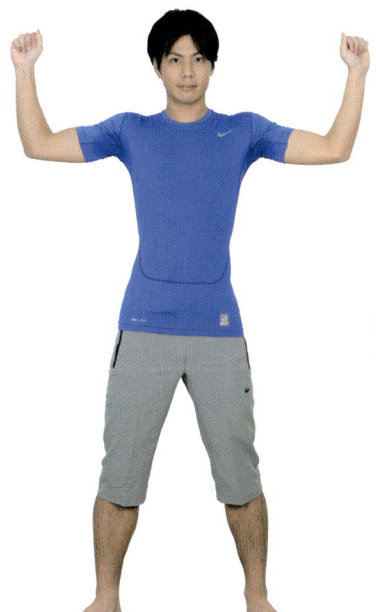

어깨너비로 다리를 벌리고 양팔 팔꿈치를 굽혀 어깨 높이로 올린다. 이때 손바닥은 정면을 향하게 한다.

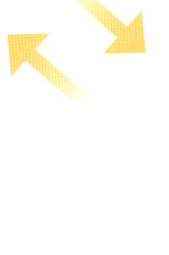

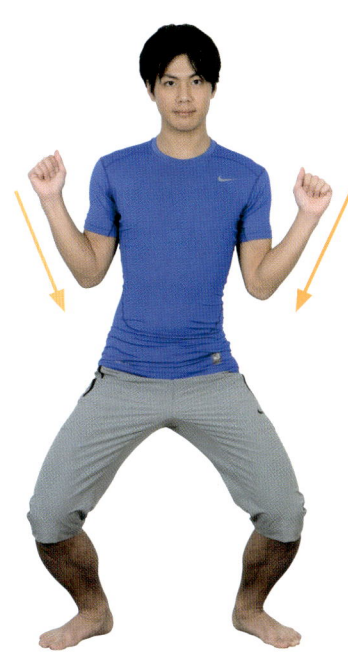

허리를 내리면서 양팔을 겨드랑이에 붙인 다음 원래 자세로 되돌아간다. 횟수는 30회 반복

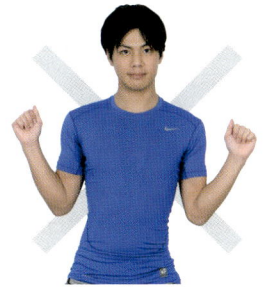

NG
팔꿈치를 어깨높이까지 올린다
횟수가 많아져 지치면 1의 자세에서 팔을 너무 올리거나 팔꿈치를 너무 내리게 되므로 처음부터 어깨높이를 잘 유지한다.

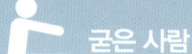 굳은 사람   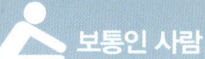 보통인 사람   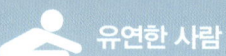 유연한 사람

어깨 주위를 풀어주는 스트레칭 ③

어깨 주위를 풀어주는 동적 스트레칭 세 번째는 팔굽혀펴기입니다. **삼각근**을 제대로 풀어주는 데 효과적인 동작입니다.

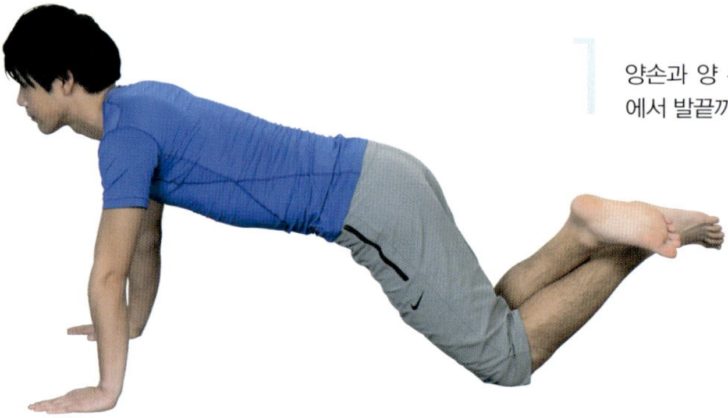

1 양손과 양 무릎으로 엎드리는데, 무릎에서 발끝까지를 들어 교차시킨다.

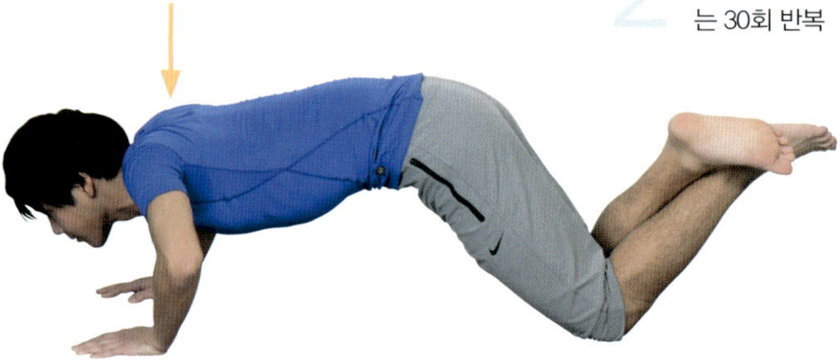

2 등을 편 채로 팔굽혀펴기를 한다. 횟수는 30회 반복

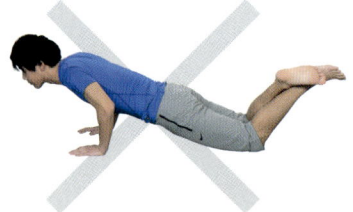

NG
허리를 낮추지 않는다

다리와 허리의 각도를 바꾸지 않고, 상반신에 모든 체중을 싣는 게 포인트다. 허리의 각도를 바꾸면 허리 통증이 올 수 있고 효과도 반감된다.

CHAPTER 4

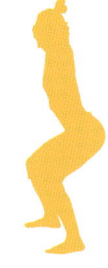

하반신 스트레칭

체지방을 줄이기 위해 특히 중요한 것은
큰 근육이 몰려 있는 하반신이 제대로 기능하는 몸 만들기입니다.
chapter 4에서는 하반신을 유연하게 해주는
정적 스트레칭과 동적 스트레칭을 소개합니다.

하반신 근육을 이완해 기초대사 효율을 높인다

꾸준히 스트레칭하면 체지방은 눈에 띄게 감소한다

하반신을 대상으로 하는 스트레칭은 정적 스트레칭 11동작과 동적 스트레칭 6동작입니다. 정적 스트레칭은 엉덩이에 있는 큰 근육인 대둔근, 그 안쪽에 있는 중둔근을 이완시키는 동작과 허벅지 앞쪽에 있는 대퇴사두근, 뒤쪽에 있는 햄스트링, 안쪽에 있는 내전근을 이완시키는 동작, 종아리에 있는 비복근·비근(가자미근)·비골근 그리고 아킬레스건을 이완시키는 동작으로 구성됩니다. 동적 스트레칭도 정적 스트레칭과 똑같이 엉덩이, 허벅지, 종아리 근육을 이완시킵니다.

몸을 지탱하기 위해 큰 근육이 집중되어 있는 하반신을 제대로 스트레칭해주면 일상의 동작이 유연해지고 활동적이게 됩니다. 이로써 기초대사가 좋아지고, 체지방 감소로도 이어집니다.

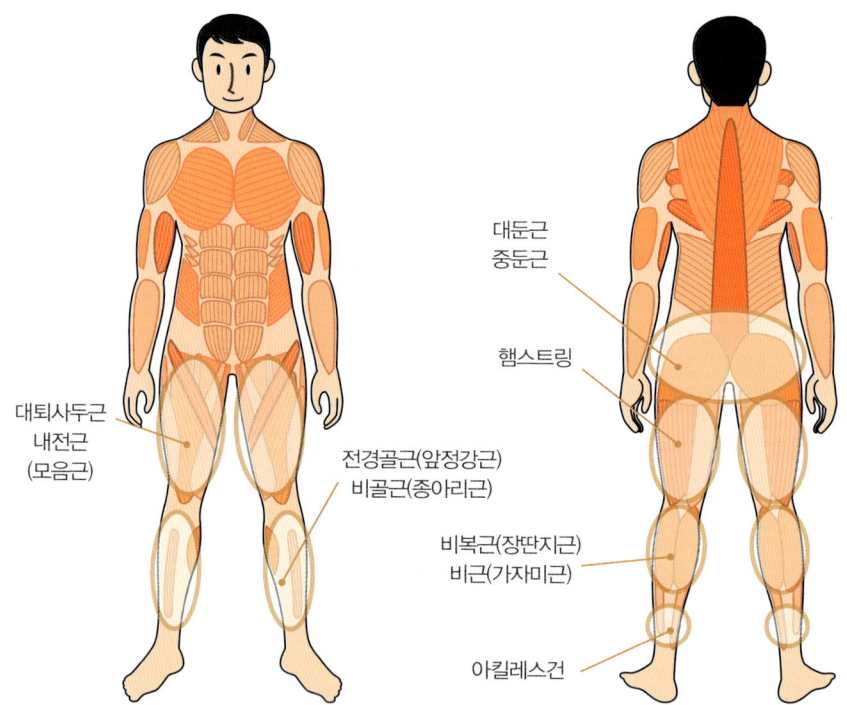

굳은 사람

엉덩이를 조여주는 스트레칭 ①

하반신 스트레칭의 첫 번째는 엉덩이를 조여주는 스트레칭입니다. 먼저 다리를 앞뒤로 벌린 상태에서 **대둔근, 중둔근**을 이완시킵니다.

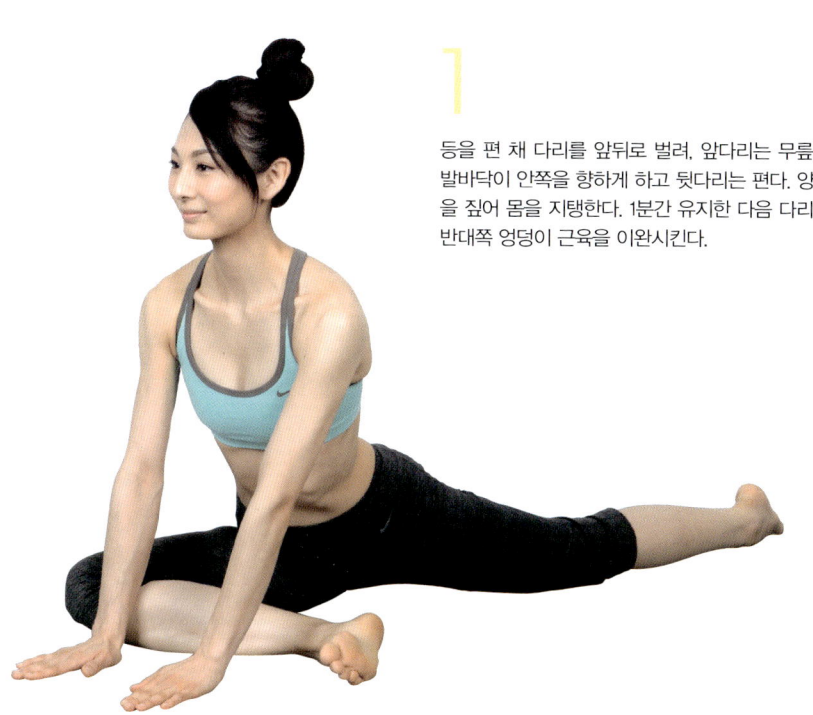

1

등을 편 채 다리를 앞뒤로 벌려, 앞다리는 무릎을 굽혀 발바닥이 안쪽을 향하게 하고 뒷다리는 편다. 양손은 앞을 짚어 몸을 지탱한다. 1분간 유지한 다음 다리를 바꿔 반대쪽 엉덩이 근육을 이완시킨다.

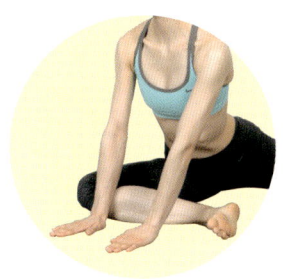

Point
이완하는 엉덩이 반대쪽 손에 중심을 싣는다
오른쪽 엉덩이를 이완시킬 때는 왼손에, 왼쪽 엉덩이를 이완시킬 때는 오른손에 중심을 실으면 근육이 더욱 잘 이완된다.

보통인 사람

1

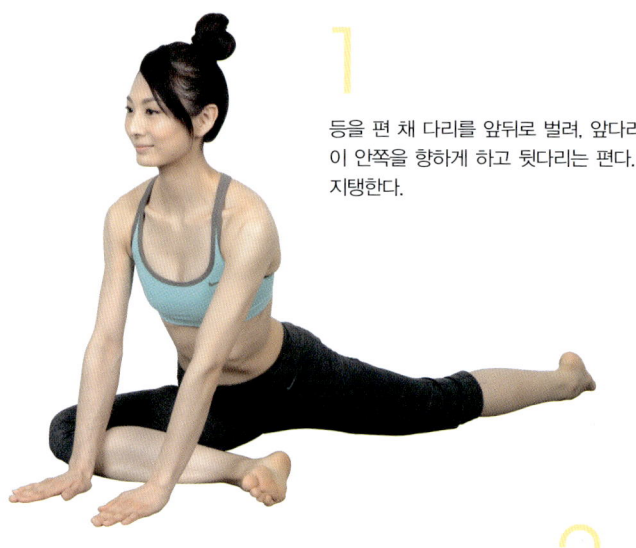

등을 편 채 다리를 앞뒤로 벌려. 앞다리는 무릎을 굽혀 발바닥이 안쪽을 향하게 하고 뒷다리는 편다. 양손은 앞을 짚어 몸을 지탱한다.

2

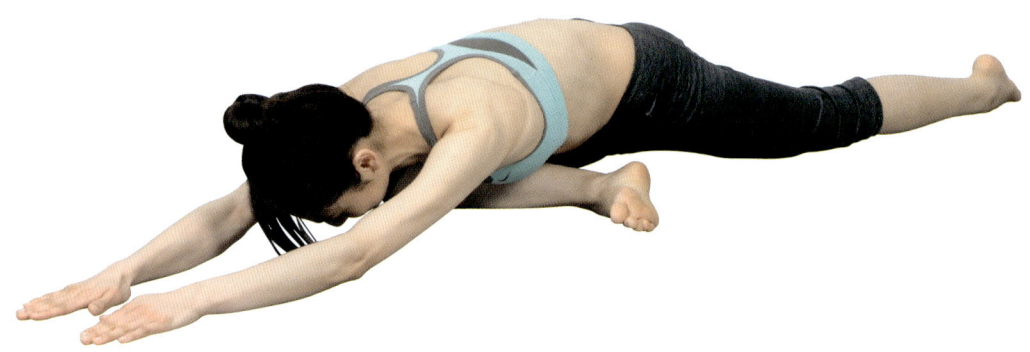

상체를 앞으로 수그린다. 1분간 유지한 다음 다리를 바꿔 반대쪽 엉덩이 근육을 이완시킨다.

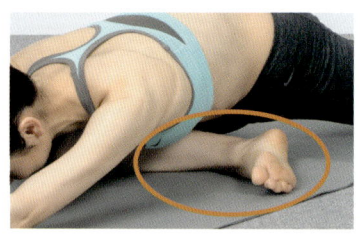

Point
앞다리는 가급적 덜 굽힌다
상체를 수그릴 때는 무릎이 깊이 굽어 발끝이 뒤를 향하지 않도록 주의한다. 무릎을 적게 굽히면 엉덩이 근육이 더욱 이완된다.

유연한 사람

1

등을 편 채 다리를 앞뒤로 벌려, 앞다리는 무릎을 굽혀 발바닥이 안쪽을 향하게 하고 뒷다리는 편다.

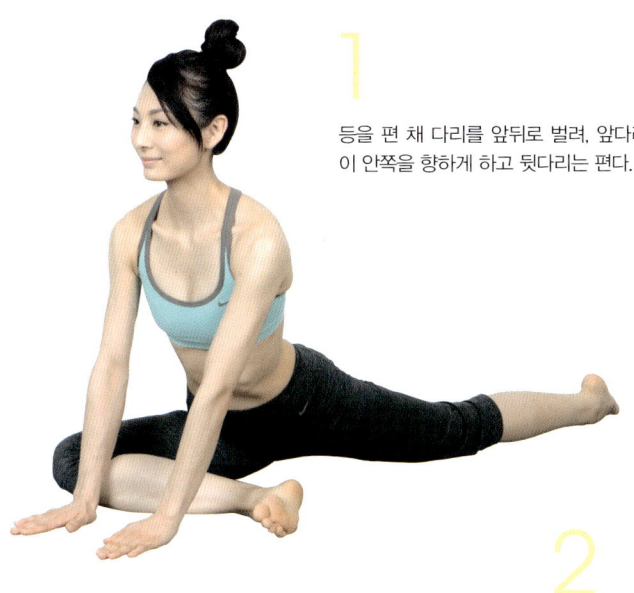

2

왼손으로 오른발을 잡고 앞으로 밀면서 상체를 앞으로 수그린다. 1분간 유지한 다음 다리를 바꿔 반대쪽 엉덩이 근육을 이완시킨다.

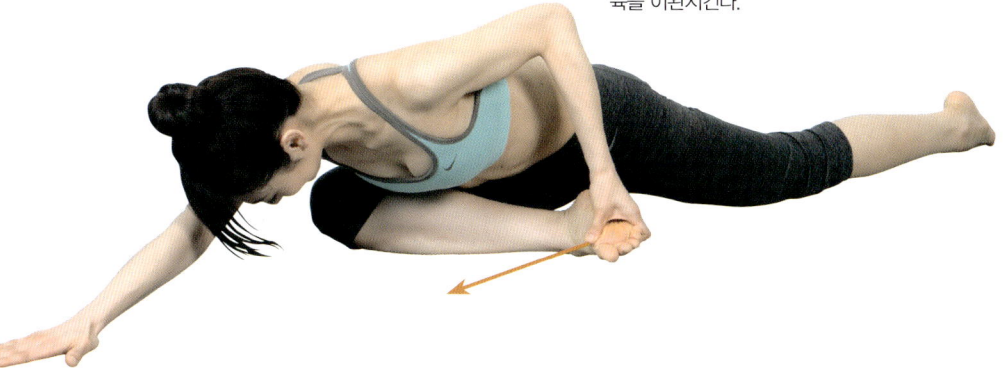

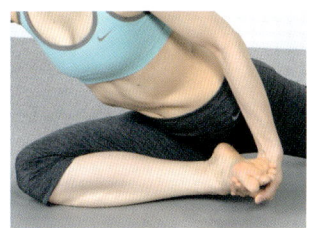

Point

발을 잡고 앞으로 민다

굽힌 쪽 발을 앞으로 충분히 밀면서 상체를 수그리면 자세를 잡기가 쉽고, 엉덩이 근육이 더욱 이완된다.

굳은 사람

靜 엉덩이를 조여주는 스트레칭 ②

엉덩이를 조여주는 스트레칭 두 번째는 의자에 앉아서 하는 동작입니다. 몸을 좌우로 기울이며 **대둔근, 중둔근**을 이완시킵니다.

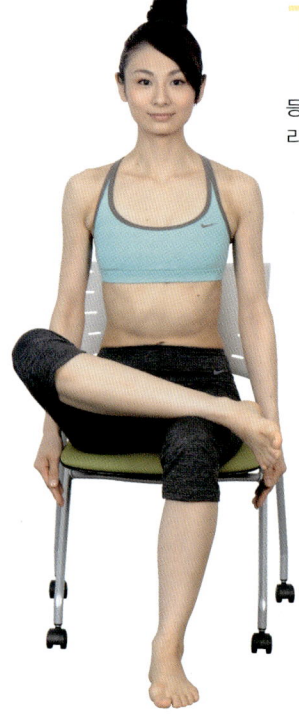

1

등을 펴고 의자에 앉아 오른발을 왼 다리 허벅지에 올린다.

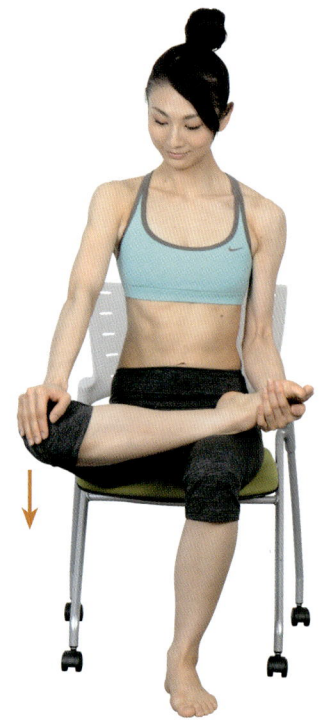

2

왼손으로 오른발을 잡고, 오른손으로 오른쪽 무릎을 누른다. 1분간 유지한 다음 다리를 바꿔 똑같이 왼쪽 무릎을 누른다.

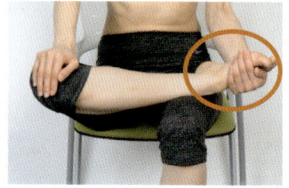

Point
발끝을 잡아서 지탱한다

발끝을 잡아서 지탱함으로써 무릎을 강하게 누를 수 있다. 그만큼 엉덩이 근육은 잘 이완된다.

보통인 사람

1

등을 펴고 의자에 앉아 오른발을 왼 다리 허벅지에 올린다. 이어서 왼손으로 오른발을 잡고, 오른손을 무릎에 댄 채 골반을 세운다.

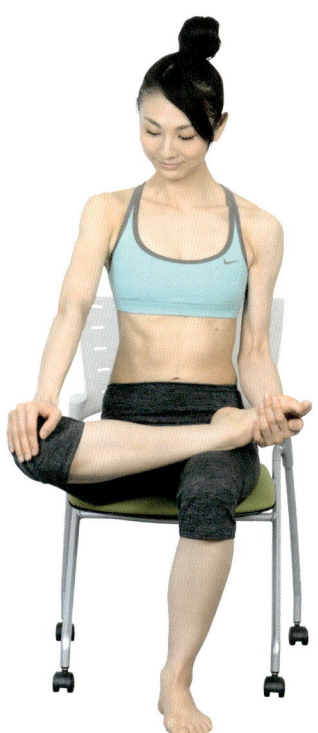

2

골반을 세우면서 오른손으로 무릎을 누르고, 상체를 왼쪽으로 기울여 1분간 유지한다. 상체를 원래 위치로 되돌린 다음, 다리를 바꿔 반대쪽 엉덩이 근육을 이완시킨다.

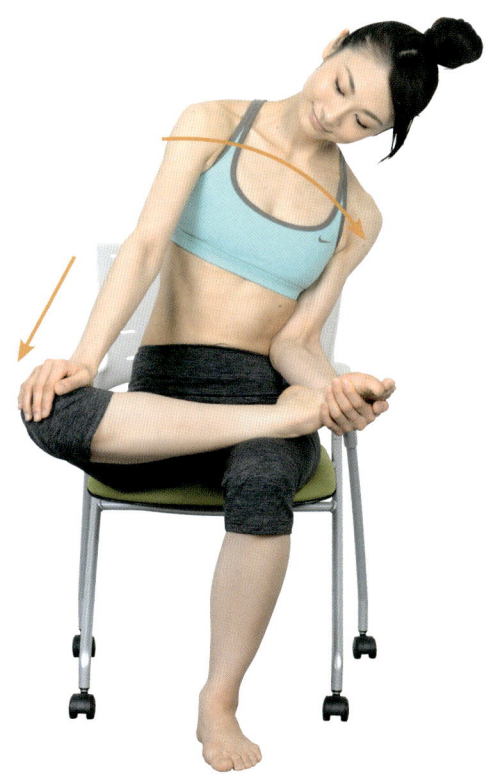

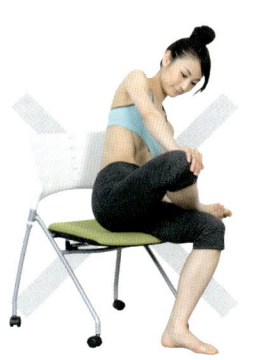

NG
엉덩이를 들지 않는다
이완하는 쪽 엉덩이가 의자에서 뜨지 않도록 주의한다. 엉덩이가 들리면 제대로 이완되지 않는다.

유연한 사람

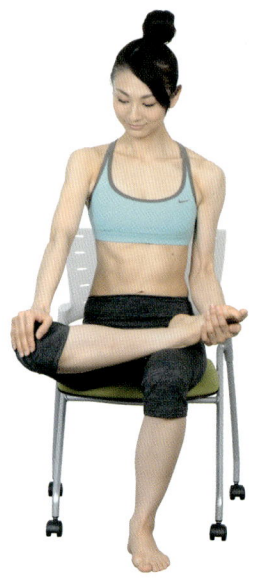

1

등을 펴고 의자에 앉아 오른발을 왼 다리 허벅지에 올린다. 이어서 왼손으로 오른발을 잡고, 오른손을 무릎에 댄다.

오른손으로 무릎을 누르면서 상체를 오른쪽으로 기울여 1분간 유지하고 원위치한다. 누르는 곳과 똑같은 쪽으로 기울이면 중전근이 중점적으로 이완된다.

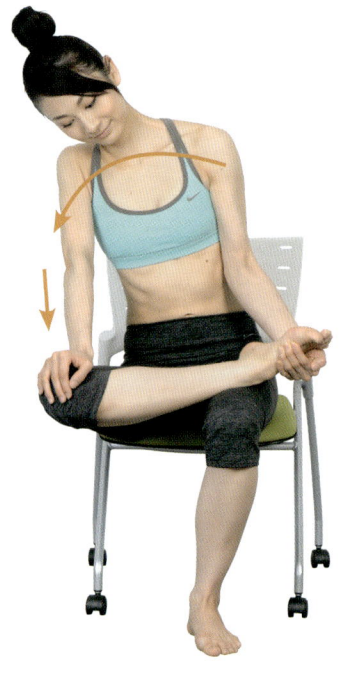

2

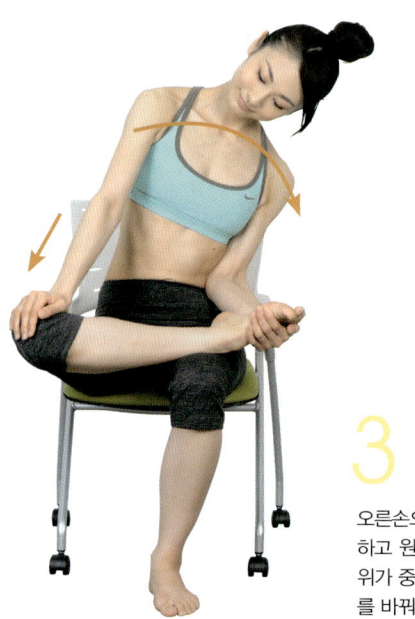

3

오른손으로 무릎을 누르면서 상체를 왼쪽으로 기울여 1분간 유지하고 원위치한다. 누르는 곳과 반대쪽으로 기울이면 좌골신경 주위가 중점적으로 이완된다. 상체를 좌우쪽 모두 기울였으면, 다리를 바꿔 반대쪽 엉덩이 근육도 이완시킨다.

靜 무릎 아래를 풀어주는 스트레칭 ①

다음 하반신 스트레칭은 무릎 아래를 시원하게 풀어주는 동작입니다. 몸을 뒤로 젖혀 **전경골근(앞정강근)**을 이완시킵니다.

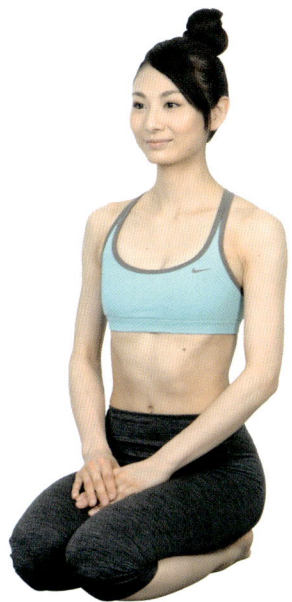

1 등을 펴서 무릎을 꿇고 앉는다.

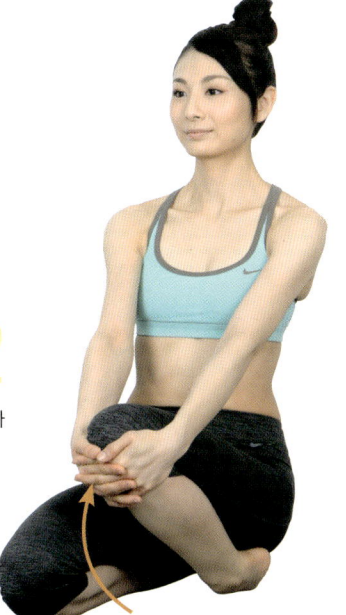

2 왼쪽 무릎을 양손으로 잡고 최대한 들어올린다. 1분간 유지한 다음 오른쪽 무릎을 똑같이 들어올린다.

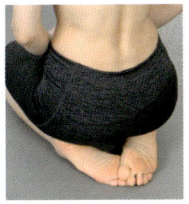

Point
들어올리는 쪽 발끝을 누른다

다리의 발끝은, 무릎을 들어올리는 쪽이 밑으로 가도록 교차한다. 무릎 꿇기에 익숙하지 않은 사람은 다소 아플 수 있으므로 주의한다.

보통인 사람

1

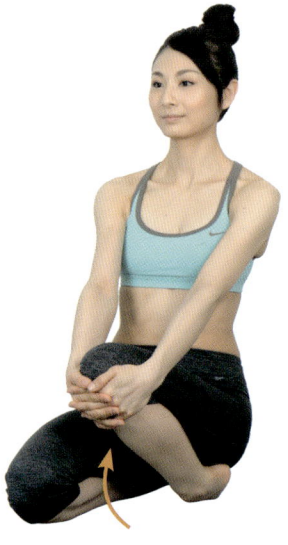

등을 펴서 무릎 꿇고 앉은 다음, 왼쪽 무릎을 양손으로 잡고 최대한 들어올린다.

2

상체를 뒤로 젖히면서 팔 힘을 사용해 배 쪽으로 무릎을 당긴다. 1분간 유지한 다음 오른쪽 무릎을 똑같이 들어올린다.

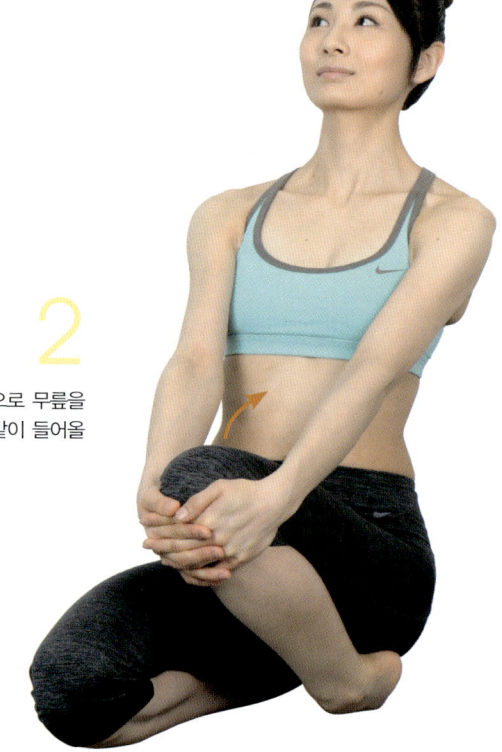

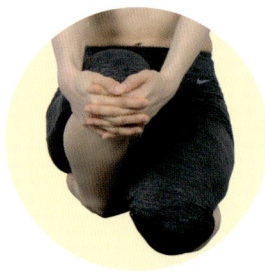

Point
무릎을 똑바로 들어올린다

무릎이 기울지 않게 똑바로 들어올린다. 무릎이 기울면 이완하는 힘이 약해진다.

유연한 사람

1

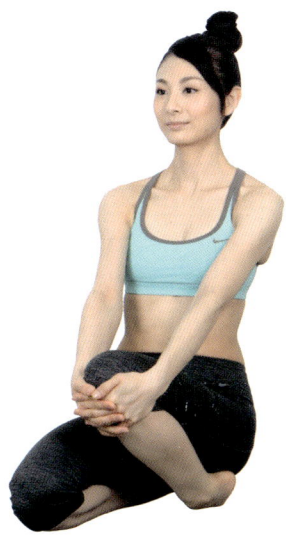

등을 펴서 무릎 꿇고 앉은 다음, 왼쪽 무릎을 양 손으로 잡고 최대한 들어올린다.

2

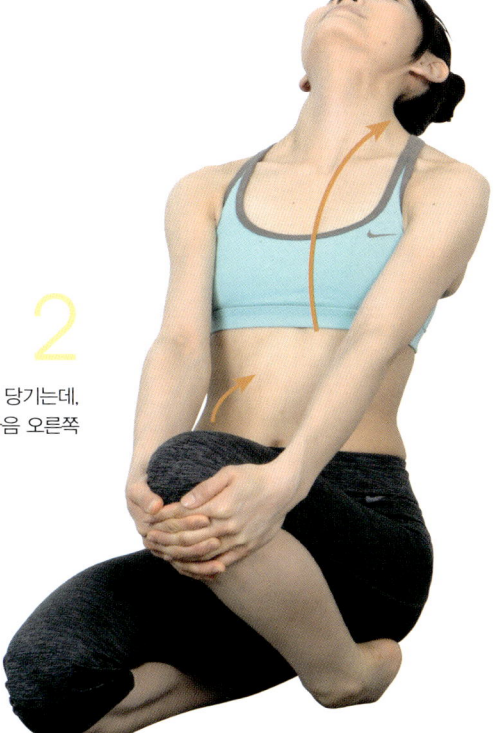

이 상태에서 팔 힘을 사용해 배 쪽으로 무릎을 당기는데, 이때 상체와 목을 뒤로 젖힌다. 1분간 유지한 다음 오른쪽 무릎을 똑같이 들어올린다.

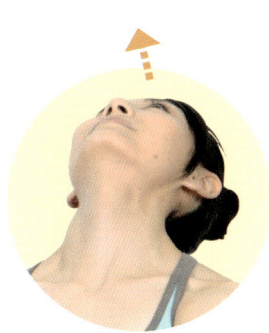

Point
시선은 위로 향한다
몸을 뒤로 젖힐 때에 시선을 위로 향하면 정면을 바라볼 때보다 정강이 근육이 더욱 이완된다.

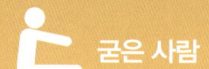 굳은 사람

무릎 아래를 풀어주는 스트레칭 ②

무릎 아래를 시원하게 풀어주는 두 번째 스트레칭입니다. 다리를 앞뒤로 벌려 **종아리와 아킬레스건**을 이완시킵니다.

앞모습

옆모습

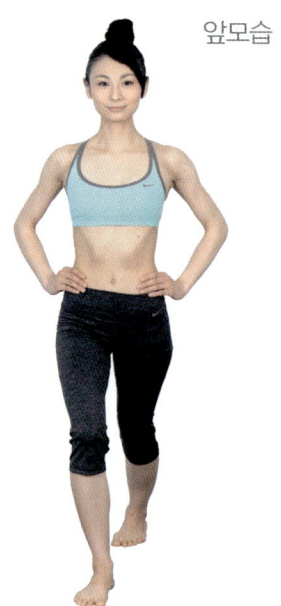

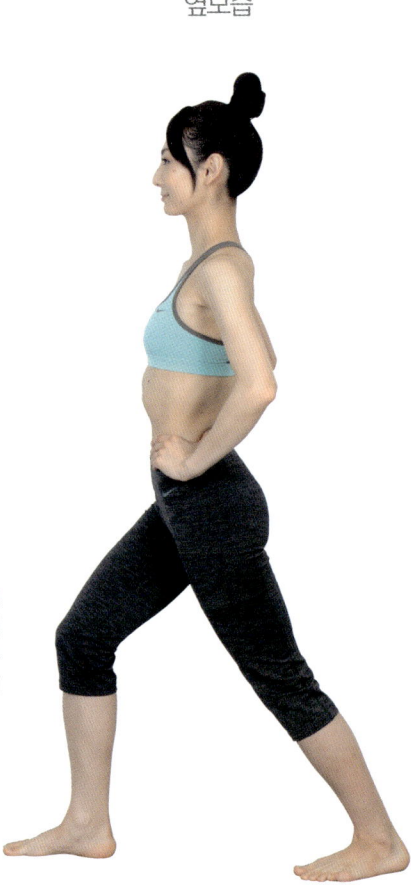

1

등을 펴고 다리를 앞뒤로 벌려 서는데, 양손은 허리에 댄다. 이 상태에서 앞쪽으로 천천히 체중을 싣는다. 이때 뒷발의 발뒤꿈치가 바닥에서 들리지 않도록 한다. 1분간 유지한 다음 다리를 바꿔 반대쪽 종아리와 아킬레스건을 이완시킨다.

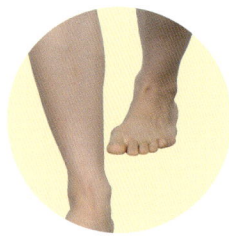

Point
뒷발의 발끝을 안쪽으로
뒷발의 발끝이 안쪽을 향하도록 의식하면 종아리와 아킬레스건이 더욱 이완된다. 의식하지 않으면 바깥을 향하기 쉬우므로 주의한다.

보통인 사람

앞모습

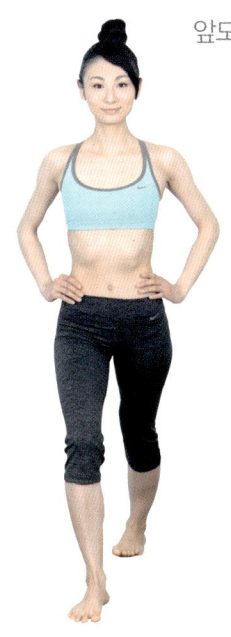

옆모습

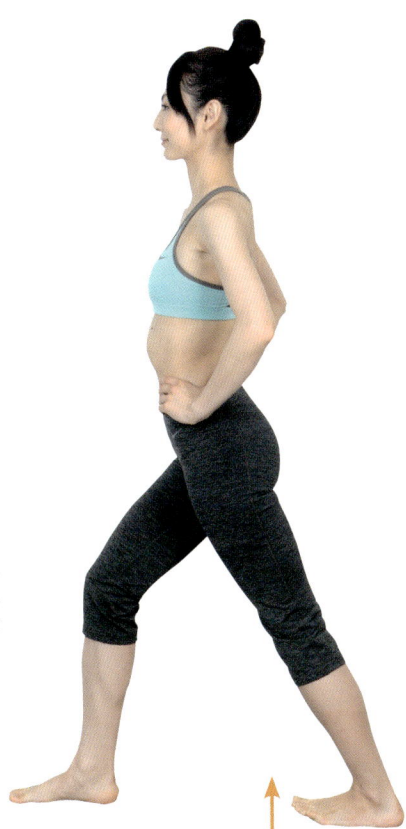

1

등을 펴고 다리를 앞뒤로 벌려 서는데, 양손은 허리에 댄다. 이어서 뒷발의 발끝을 위로 든다. 이 상태에서 앞쪽으로 천천히 체중을 싣는다. 뒷발의 발뒤꿈치는 들리지 않도록 한다. 1분간 유지한 다음 다리를 바꿔 반대쪽 종아리와 아킬레스건을 이완시킨다.

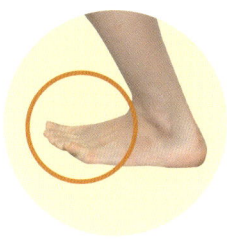

Point

뒷발의 발끝을 위로 든다

안쪽을 향한 발끝을 위로 들어 스트레칭하면 종아리와 아킬레스건이 더욱 이완된다.

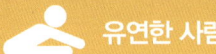 유연한 사람

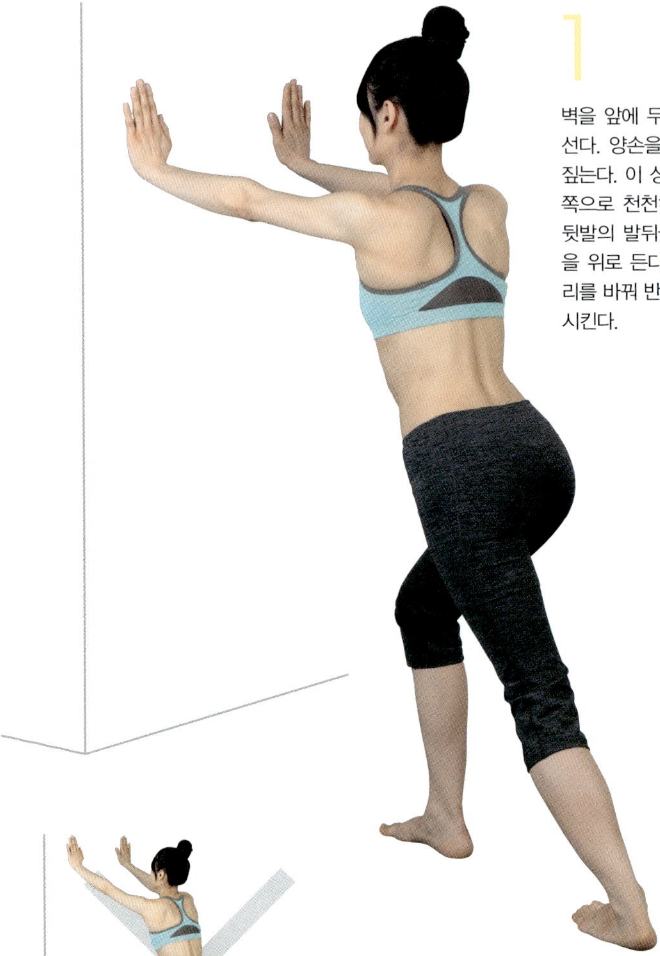

1

벽을 앞에 두고 다리를 앞뒤로 벌려 선다. 양손을 어깨높이로 들어 벽을 짚는다. 이 상태에서 벽을 밀면서 앞쪽으로 천천히 체중을 싣는다. 이때 뒷발의 발뒤꿈치는 들지 않고, 발끝을 위로 든다. 1분간 유지한 다음 다리를 바꿔 반대쪽 아킬레스건을 이완시킨다.

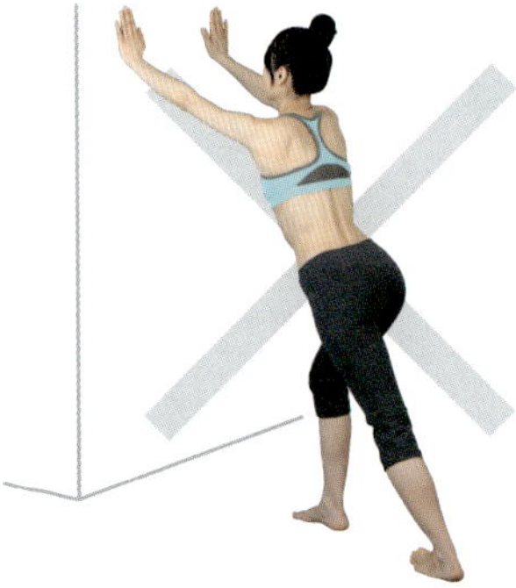

NG
팔은 어깨높이를 유지한다
양손의 위치가 높으면 벽을 미는 힘이 약해져 스트레칭 효과가 낮아진다.

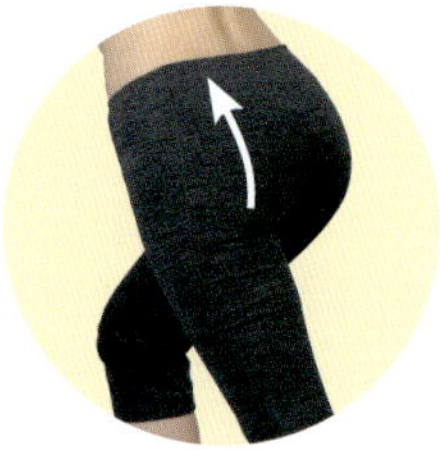

Point
의식적으로 골반을 세운다
벽을 짚은 상태에서 골반을 세우는 것만으로도 아킬레스건이 이완된다. 이 상태에서 동작을 하면 아킬레스건은 더욱 이완된다.

굳은 사람	보통인 사람	유연한 사람

무릎 아래를 풀어주는 스트레칭 ③

무릎 아래를 시원하게 풀어주는 세 번째 스트레칭입니다. 선 자세에서 몸을 앞으로 숙여 **비골근(종아리근)**을 이완시킵니다.

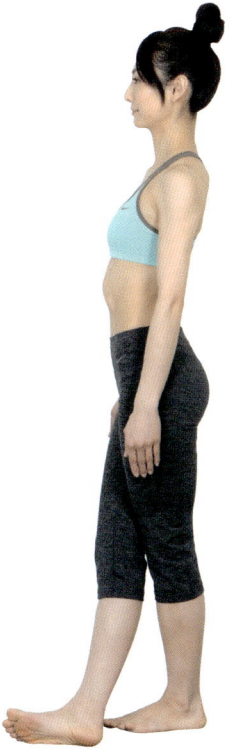

1
등을 펴서 바로 선 다음 양다리를 교차한다. 이어서 앞발의 발바닥을 들어, 발끝이 안쪽을 향하도록 다리를 비튼다.

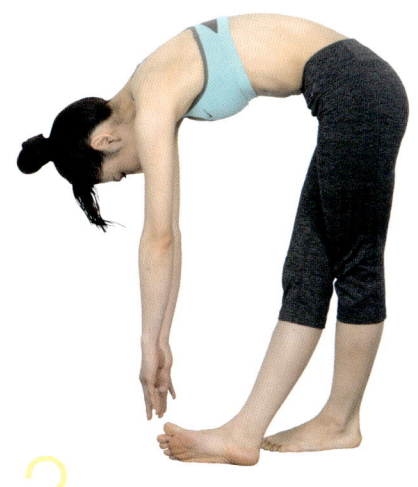

2
양 무릎을 편 채 상체를 숙인다. 1분간 유지한 다음 다리를 바꿔 반대쪽도 이완시킨다.

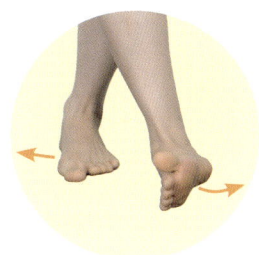

Point
발끝을 안쪽으로 향하게 한다
앞발의 발끝은 정면보다는 안쪽을 향하게 했을 때 종아리근이 더욱 이완된다.

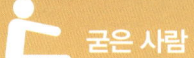 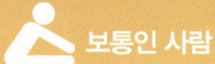

靜 무릎 아래를 풀어주는 스트레칭 ④

무릎 아래를 시원하게 풀어주는 네 번째 스트레칭입니다. 의자에 앉은 상태로 **비복근(장딴지근)에서 아킬레스건**까지 이완시킵니다.

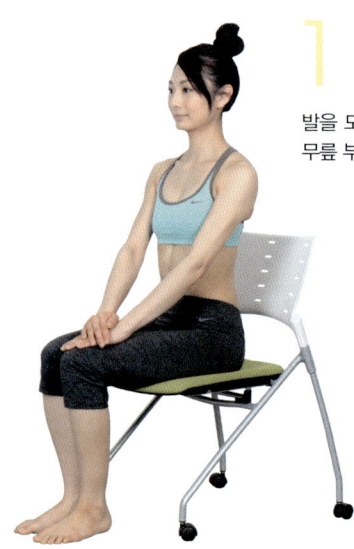

1 발을 모으고 무릎을 굽혀 의자에 앉는다. 양손은 무릎 부근에 둔다.

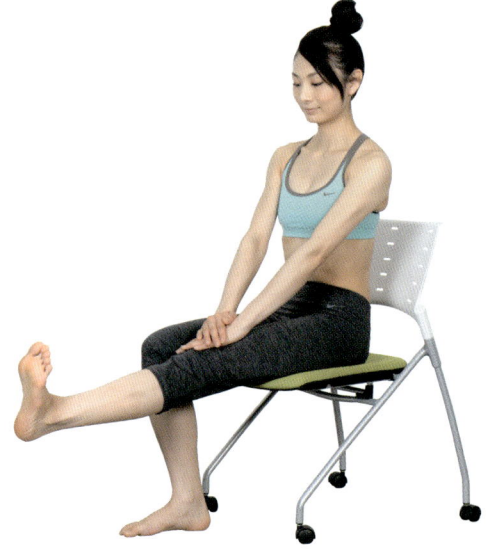

2 왼쪽 무릎에 양손을 겹쳐 놓고, 왼쪽 다리를 바닥에서 들어 무릎을 편다. 1분간 유지한 다음 다리를 원위치하고, 오른쪽 다리를 이완시킨다.

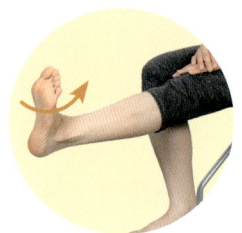

Point
새끼발가락을 젖히는 느낌으로
새끼발가락을 내 앞으로 젖히는 듯한 느낌으로 무릎을 펴고, 정강이 근육이 땅기는 것을 의식하면 장딴지근에서 아킬레스건까지가 더욱 이완된다.

유연한 사람

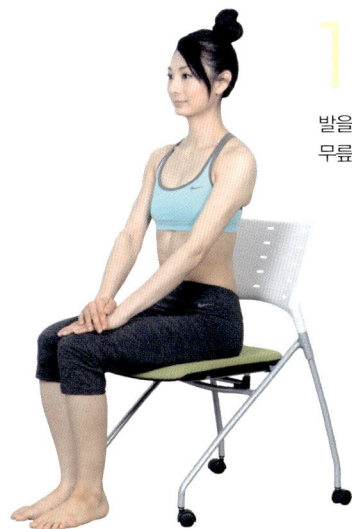

1
발을 모으고 무릎을 굽혀 의자에 앉는다. 양손은 무릎 부근에 둔다.

2
왼쪽 무릎에 양손을 겹쳐 놓고 골반을 내밀어 세운 다음, 왼쪽 다리를 바닥에서 들어 무릎을 편다. 1분 간 유지한 다음 다리를 원위치하고, 오른쪽 다리를 이완시킨다.

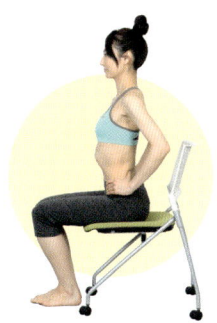

Point
골반을 세우면 더욱 이완된다
골반을 세우면 무릎 아래 근육이 더욱 이완된다. 익숙해질 때까지는 골반을 세운 상태를 확인하며 동작을 하는 게 좋다.

굳은 사람

靜 허벅지 아래를 조여주는 스트레칭 ①

다음 스트레칭은 허벅지부터 그 아래를 조여주는 동작입니다. 발을 앞뒤로 벌려 선 상태에서 **아킬레스건부터 햄스트링**(뒤허벅지근육)**까지 이완시킵니다.**

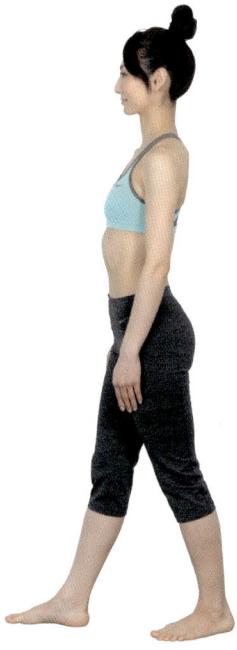

1 발을 앞뒤로 어깨너비 정도만큼 벌려서 선다.

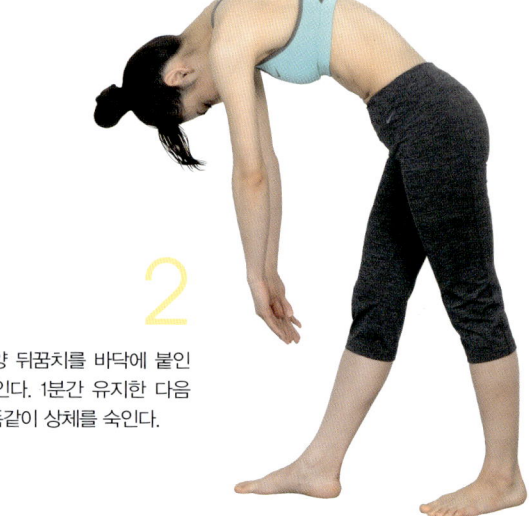

2 무릎을 펴고 양 뒤꿈치를 바닥에 붙인 채 상체를 숙인다. 1분간 유지한 다음 다리를 바꿔 똑같이 상체를 숙인다.

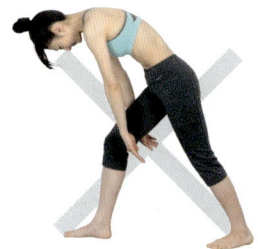

NG

무릎을 굽히지 않는다

상체를 굽힐 때 무릎이 굽지 않도록 한다. 무릎이 굽으면 스트레칭 효과가 작아진다.

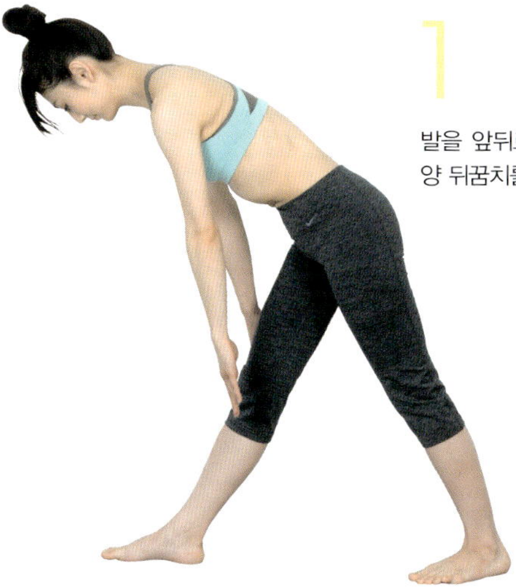

보통인 사람 　　　유연한 사람

1
발을 앞뒤로 크게 벌려서 선 다음, 무릎을 펴고 양 뒤꿈치를 바닥에 붙인 채 상체를 숙인다.

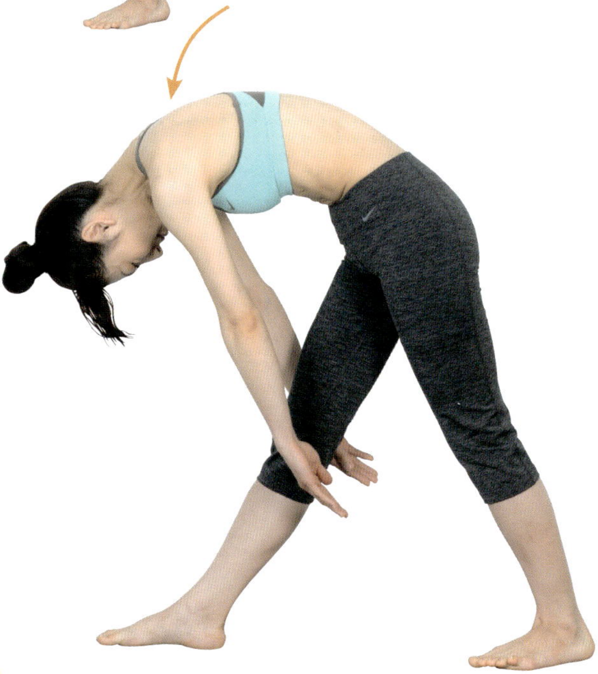

2
상체를 더욱 깊이 천천히 숙임과 동시에 내린 양팔을 뒤쪽으로 가져간다. 1분간 유지한 다음 다리를 바꿔 똑같이 상체를 숙인다.

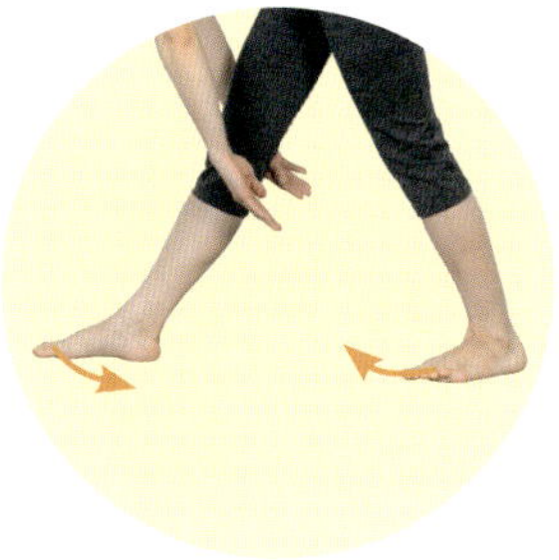

Point
발끝은 안쪽을 향하게 한다
뒷발의 발끝을 안쪽으로 향하게 하면 다리 뒤쪽의 근육이 더욱 이완된다. 앞발의 발끝도 안쪽으로 향하게 해 스트레칭 효과를 높인다.

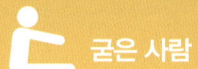 굳은 사람

허벅지 아래를 조여주는 스트레칭 ②

허벅지부터 그 아래를 조여주는 두 번째 스트레칭입니다. 의자나 소파를 이용해 **아킬레스근**을 충분히 이완시킵니다.

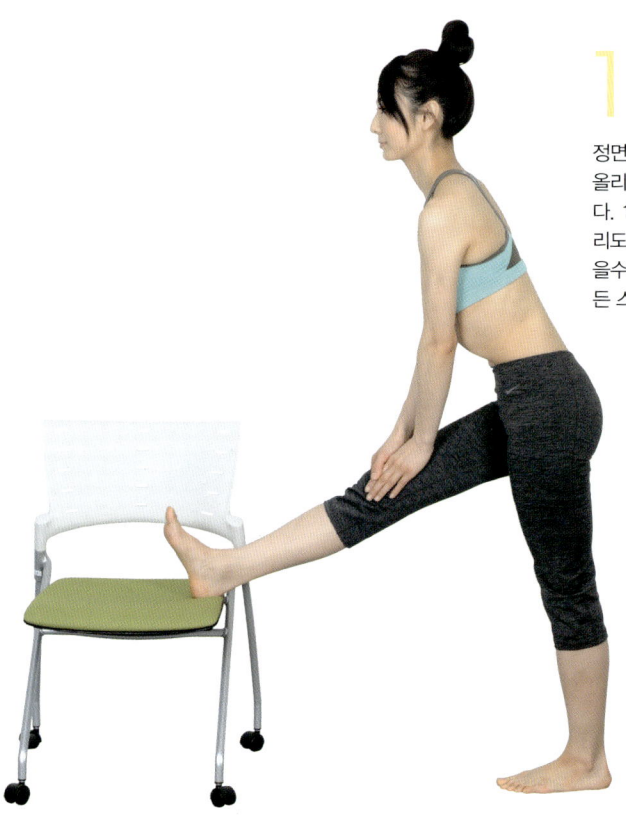

1
정면에 놓은 의자에 오른쪽 발을 올리고, 양손을 무릎에 대고 누른다. 1분간 유지한 다음 반대쪽 다리도 한다. 의자 높이가 높으면 높을수록 몸이 굳은 사람에게는 힘든 스트레칭이 된다.

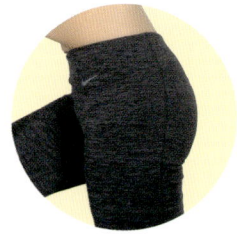

Point
골반을 세워서 누른다
골반을 내밀어 세우고, 등을 편 상태에서 무릎을 누르면 아킬레스건이 더욱 잘 이완된다.

보통인 사람 유연한 사람

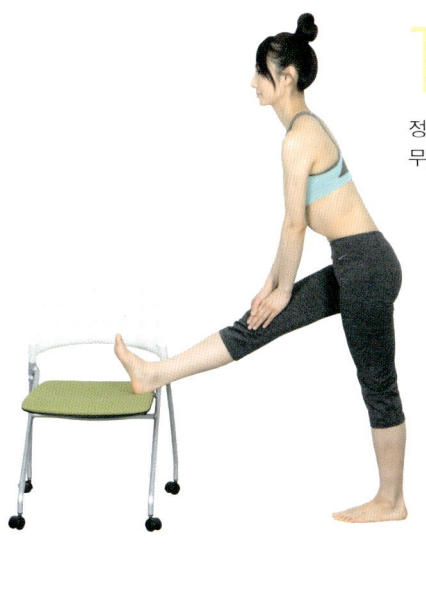

1
정면에 놓은 의자에 오른쪽 발을 올리고, 양손을 무릎에 댄다.

2
오른손으로 무릎을 누르면서 상체를 앞으로 숙인다. 그리고 왼손으로는 오른발 새끼발가락 부위를 잡아당긴다. 1분간 유지한 다음 다리를 바꿔 반대쪽 아킬레스건도 이완시킨다.

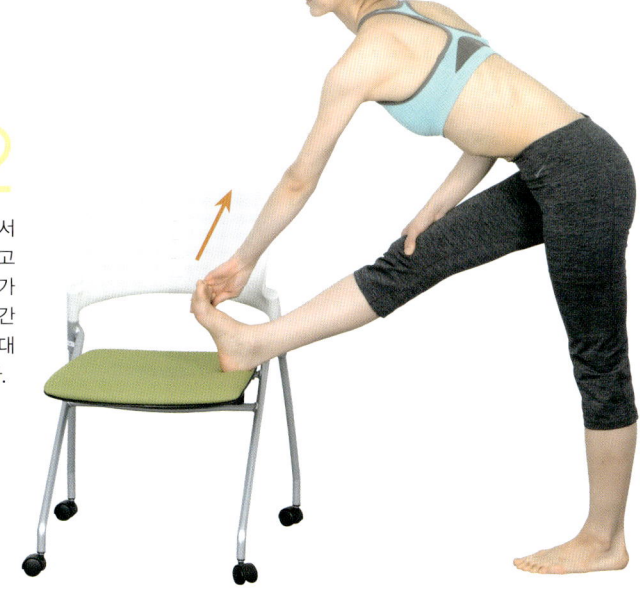

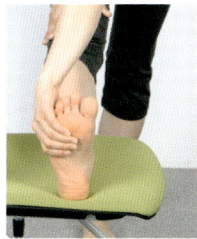

Point
새끼발가락 부위를 잡아당긴다

새끼발가락 부위를 잡고 이완시켜야 한다. 엄지발가락 쪽을 잡거나 발가락 전체를 잡고 당기면 아킬레스건의 이완이 약해진다.

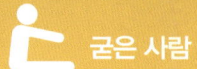 굳은 사람

허벅지 안쪽을 날씬하게 하는 스트레칭

다음은 허벅지 안쪽을 날씬하게 해주는 스트레칭입니다. 이 동작은 의자를 사용해 **내전근(모음근)**을 충분히 이완시킵니다.

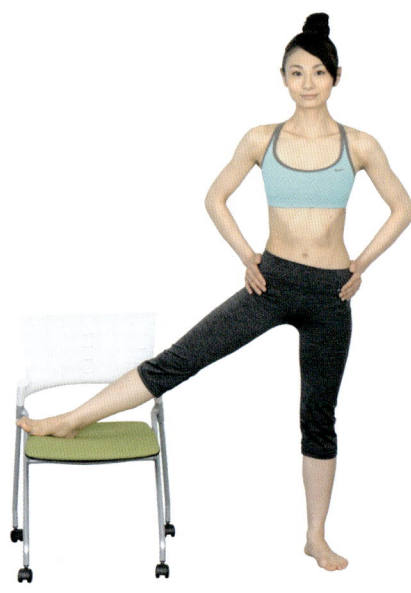

1
오른쪽에 둔 의자에 오른발을 올리고, 양손은 허리에 둔다.

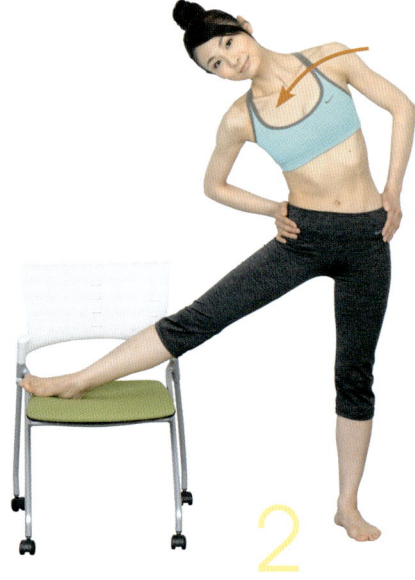

2
오른쪽 무릎을 편 채 천천히 상체를 오른쪽으로 기울인다. 1분간 유지한 다음 의자를 왼쪽에 두고 왼 다리의 내전근을 이완시킨다.

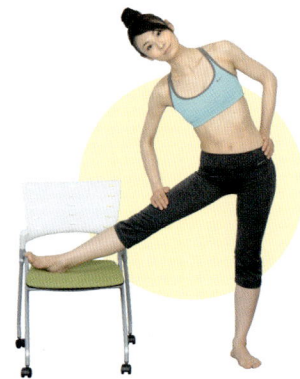

Point
익숙해지면 손을 무릎에 둔다

조금 유연한 사람이나 내전근(모음근)이 부드러워지면 의자에 올린 다리 무릎에 손을 대고 기울여보자. 스트레칭 효과가 높아진다.

보통인 사람 유연한 사람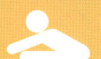

1

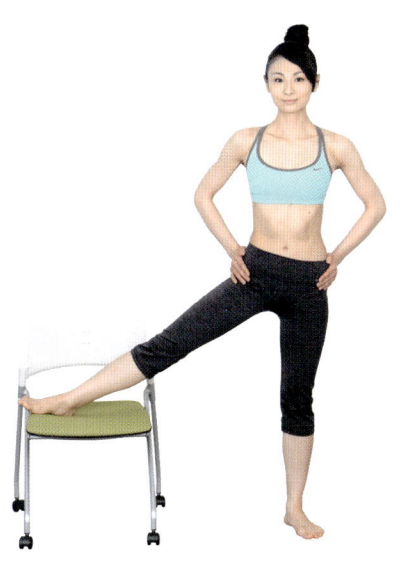

오른쪽에 둔 의자에 오른발을 올리고, 양손은 허리에 둔다.

2

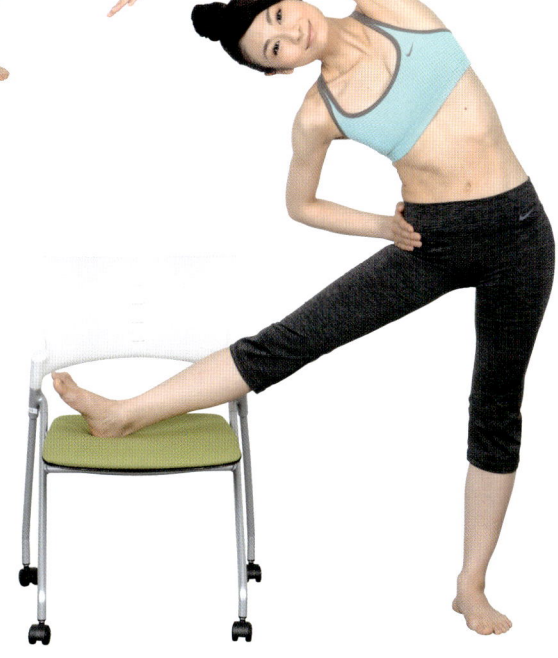

오른쪽 무릎을 편 채 천천히 상체를 오른쪽으로 기울인다. 이때 왼팔을 머리 위 오른쪽으로 함께 넘긴다. 1분간 유지한 다음 의자를 왼쪽에 두고 왼 다리의 내전근을 이완시킨다.

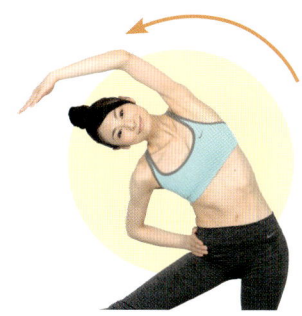

Point

팔은 몸 바로 옆으로 넘긴다

머리 위로 넘기는 팔은 몸 바로 옆으로 상체와 함께 기울인다. 팔이 얼굴 앞을 지나거나 하면 스트레칭 효과가 작아진다.

굳은 사람

靜 허벅지 앞쪽을 날씬하게 하는 스트레칭

이번에는 허벅지 앞쪽 근육을 날씬하게 해주는 스트레칭입니다. 의자나 소파를 이용해 **대퇴사두근**을 충분히 이완시킵니다.

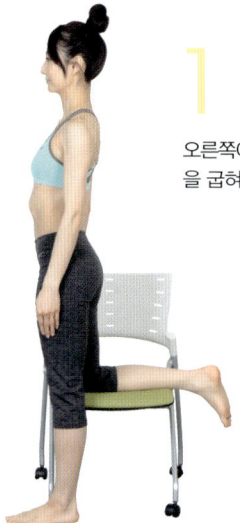

1
오른쪽에 둔 의자에 오른 다리를 무릎을 굽혀 올린다.

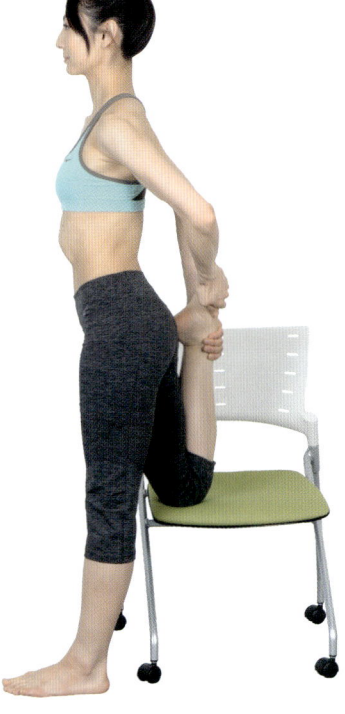

2
오른발을 양손으로 잡고, 엉덩이 쪽으로 당긴다. 1분간 유지한 다음 왼쪽 대퇴사두근을 이완시킨다.

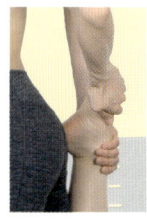

Point
뒷발을 양손으로 제대로 잡는다
굽힌 다리 쪽 손으로 발목을 잡고, 반대쪽 손으로 발등 부위를 잡는다.

보통인 사람 유연한 사람

1

오른쪽에 둔 의자에 오른 다리를 무릎을 굽혀 올린다.

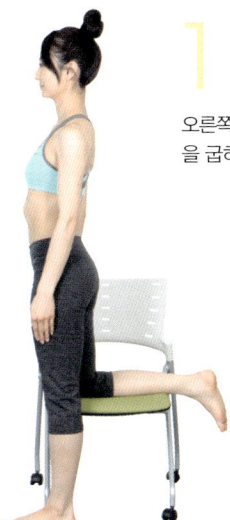

2

오른발을 양손으로 잡고, 체중을 앞에 실으면서 엉덩이 쪽으로 당긴다. 이때 상체를 숙이지 않는다. 1분간 유지한 다음 왼쪽 대퇴사두근을 이완시킨다.

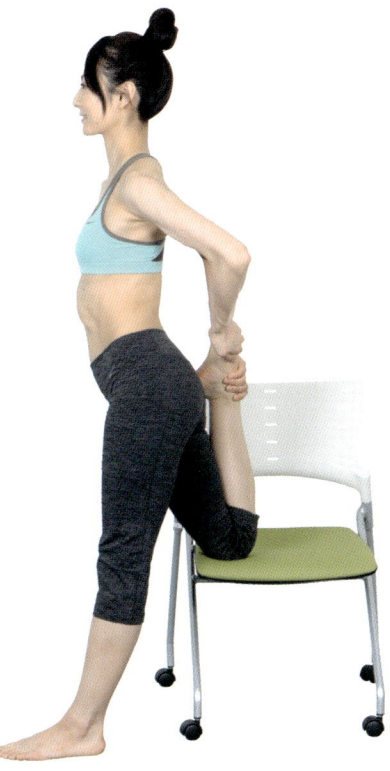

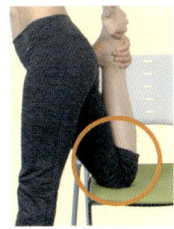

Point
무릎을 뒤쪽에 보인다는 감각으로
체중을 앞에 실을 때는 슬개골(무릎 관절의 접시 모양 뼈)이 뒤쪽에서 보인다는 감각으로 하면 대퇴사두근이 더욱 이완된다.

굳은 사람

靜 허벅지 뒤쪽을 날씬하게 하는 스트레칭

이번에는 허벅지 뒤쪽 근육을 날씬하게 해주는 스트레칭입니다. 의자나 소파를 이용해 **햄스트링**(뒤허벅지근육)을 충분히 이완시킵니다.

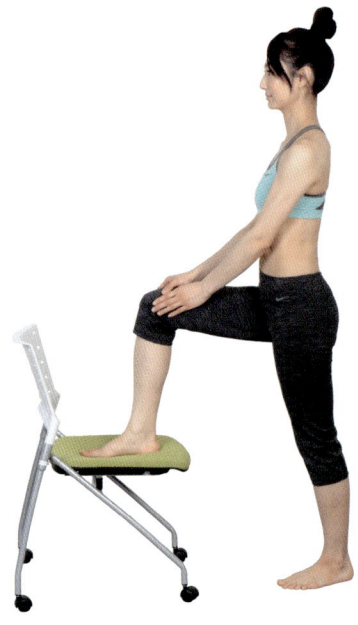

1
정면에 둔 의자에 오른발을 올리고 등을 바로 편다. 양손은 오른쪽 무릎에 놓는다.

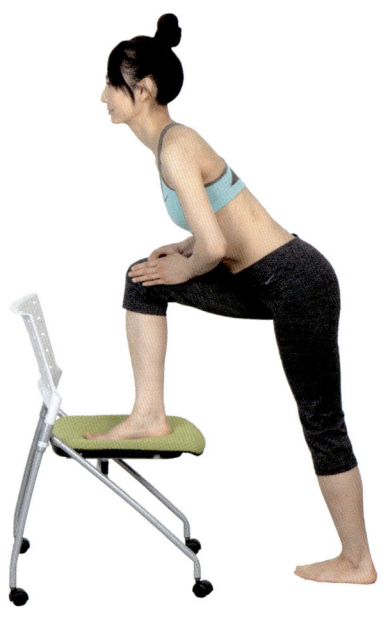

등을 편 채 상체를 앞으로 숙인다. 1분간 유지한 다음 왼발을 올려 똑같이 햄스트링을 이완시킨다.

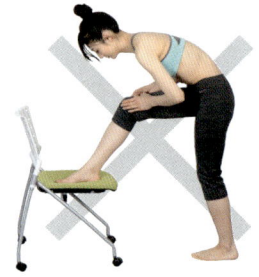

NG
등을 구부리지 않는다
상체를 앞으로 숙일 때는 등을 구부리지 않는다. 등이 굽으면 허벅지 뒤쪽이 제대로 이완되지 않는다.

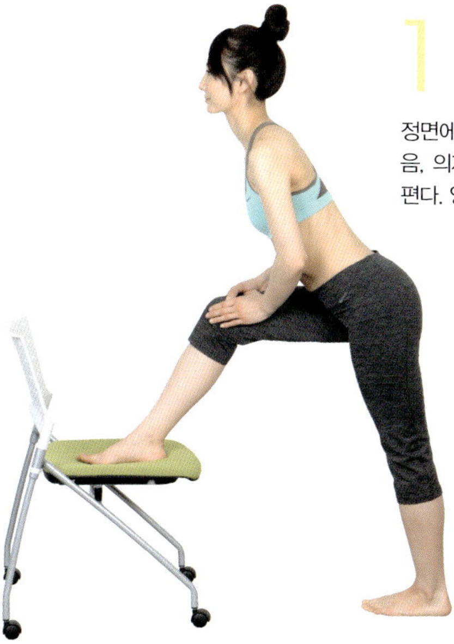

보통인 사람 　유연한 사람

1

정면에 의자를 놓고 조금 떨어져 선 다음, 의자에 오른발을 올리고 등을 바로 편다. 양손은 오른쪽 무릎에 놓는다.

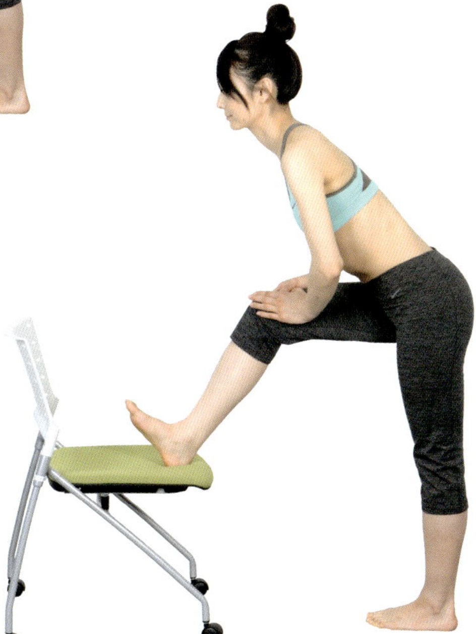

2

등을 편 채 상체를 앞으로 숙인다. 이때 오른발 발끝을 위로 든다. 1분간 유지한 다음 왼발을 올려 똑같이 햄스트링을 이완시킨다.

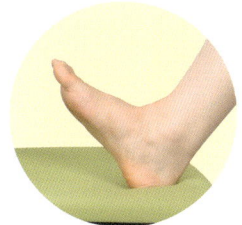

Point
발끝을 든 상태에서 상체를 숙인다
의자에 올린 발의 발끝을 들면 햄스트링이 더욱 이완된다. 이 상태에서 상체를 숙이면 더더욱 이완된다.

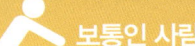 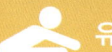

動 고관절을 풀어주는 스트레칭 ①

하반신 동적 스트레칭의 첫 번째는 고관절(엉덩관절)을 풀어주는 동작으로 **엉덩이 전체와 외측광근**을 이완시킵니다.

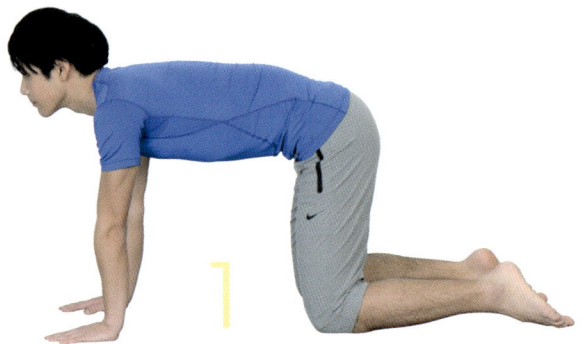

1 양손을 어깨너비로 벌리고, 동물 자세를 취한다.

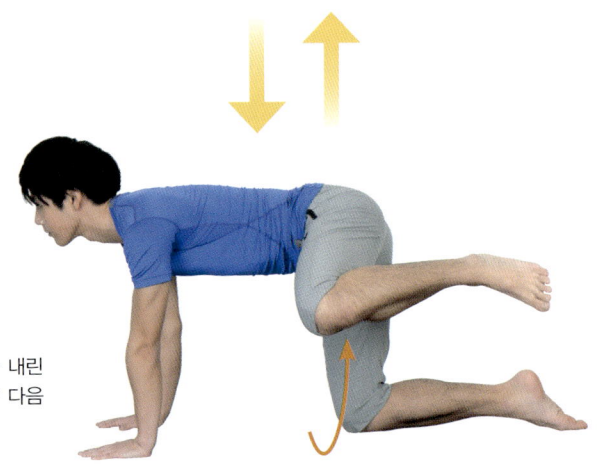

2 왼 다리를 옆으로 올렸다가 내린다. 이 동작을 20회 반복한 다음 다리를 바꿔 똑같이 한다.

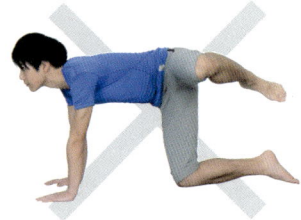

NG
몸통을 기울이지 않는다
다리를 들 때는 몸통이 기울면 안 된다. 넓적다리 관절만을 움직여야 가동역이 넓어지고 부드러워진다.

| 굳은 사람 | 보통인 사람 | 유연한 사람 |

고관절을 풀어주는 스트레칭 ②

고관절을 풀어주는 두 번째 스트레칭입니다. 동물 자세를 취한 상태에서 **엉덩이 근육 전체**를 이완시킵니다.

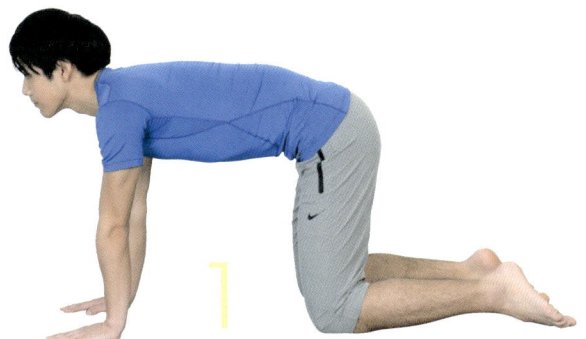

1 양손을 어깨너비로 벌리고, 동물 자세를 취한다.

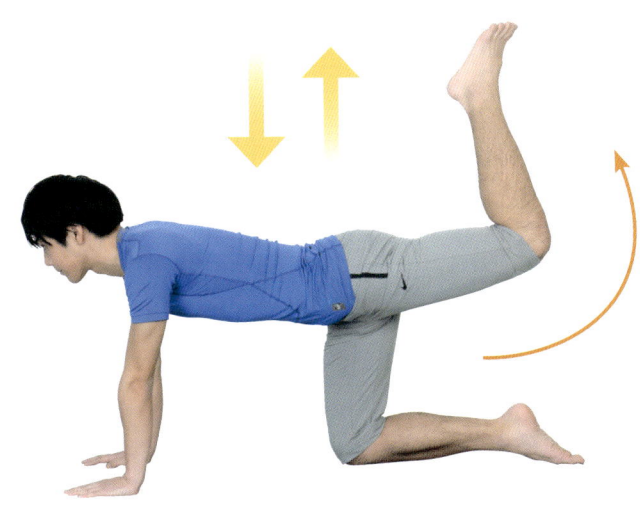

2 왼 다리를 무릎을 굽힌 채 뒤로 차듯이 올렸다가 내린다. 이 동작을 20회 반복한 다음 다리를 바꿔 똑같이 한다.

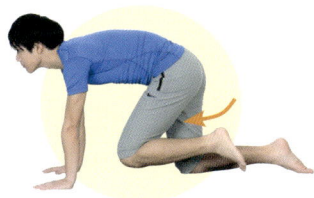

Point
다리를 앞으로 당겼다가 올린다
다리를 몸 앞쪽으로 당겼다가 올리면 가동 범위가 넓어져 엉덩이 전체의 스트레칭 효과가 커진다.

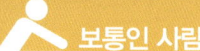 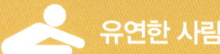

허벅지 살을 빼주는 스트레칭 ①

다음 동적 스트레칭은 허벅지 살을 빼주는 동작입니다. 옆으로 누운 상태에서 **내전근**(모음근)을 이완시킵니다.

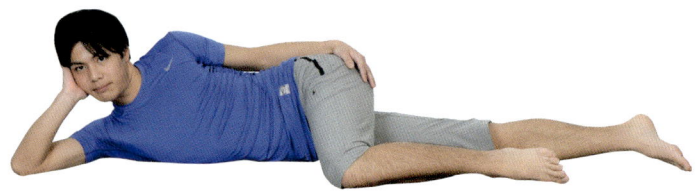

1 왼쪽 무릎을 굽혀서 옆으로 눕는다. 오른 다리는 펴고, 왼 다리는 무릎을 굽힌 채 앞으로 내민다.

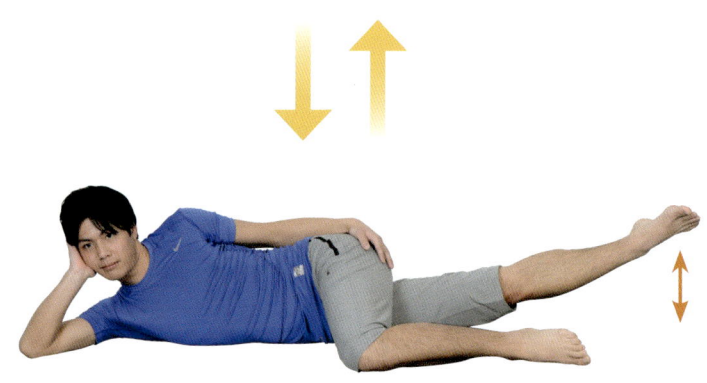

2 오른쪽 무릎을 편 채 다리를 올렸다가 내린다. 이 동작을 20회 반복한 다음 반대쪽 다리의 내전근을 똑같이 이완시킨다.

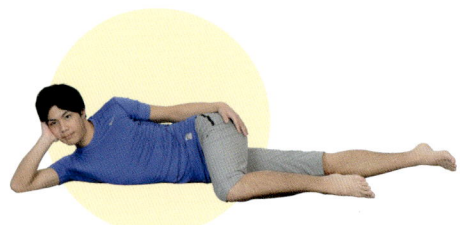

Point
발이 바닥에 닿지 않도록 한다
발이 바닥에 닿지 않은 상태로 이 동작을 반복한다. 발을 띄우고 하면 근육에 부담을 주어 스트레칭 효과가 높아진다.

動 허벅지 살을 빼주는 스트레칭 ②

허벅지를 가늘게 해주는 두 번째 스트레칭은 옆으로 누운 상태에서 대퇴사두근의 하나인 **외측광근**을 이완시킵니다.

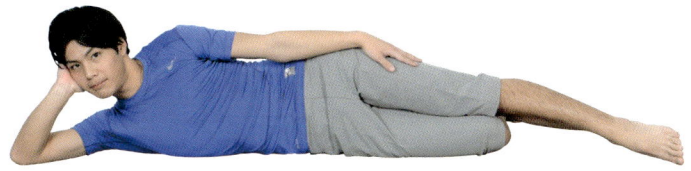

1 옆으로 편안하게 누워 오른 다리는 무릎을 90도로 굽히고, 왼 다리는 무릎을 펴서 오른 다리 위에 올린다.

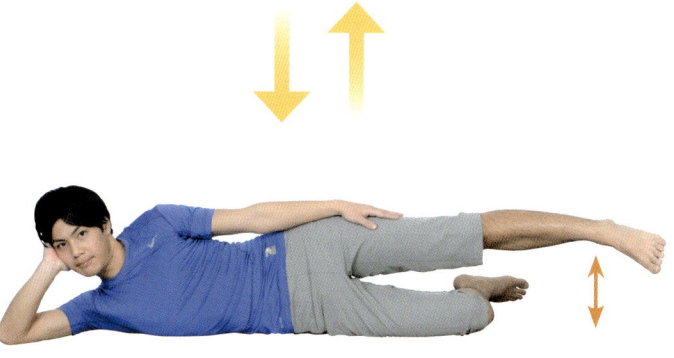

2 왼 다리를 편 채 올렸다가 내린다. 발이 바닥에서 뜬 상태를 유지하며 20회 반복한 다음, 반대쪽 다리의 외측광근을 똑같이 이완시킨다.

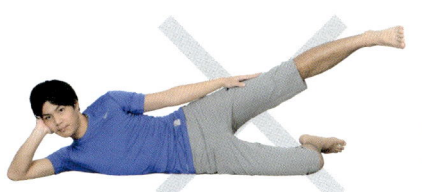

NG
다리를 너무 높이 들지 않는다
다리는 어깨높이와 똑같거나 약간 높은 정도로 올린다. 너무 높이 들면 효과가 작아지므로 주의한다.

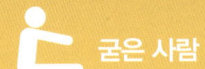 굳은 사람

動 다리 전체를 가늘게 해주는 스트레칭

다리 전체를 가늘게 해주는 스트레칭입니다. 위를 보고 누운 상태에서 **하퇴삼두근, 햄스트링**을 이완시킵니다.

1
양팔, 양다리를 가지런히 해 위를 보고 눕는다.

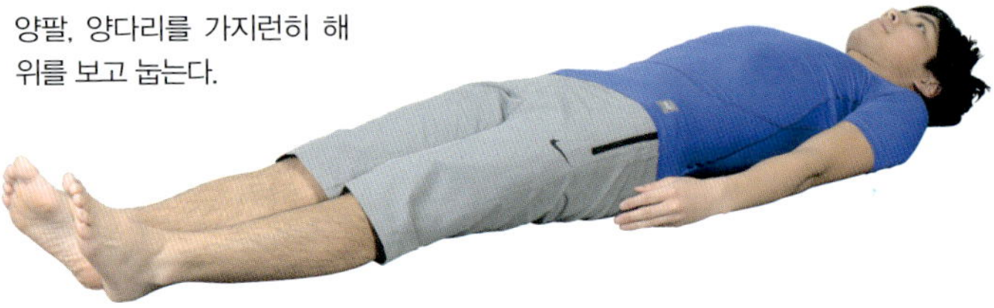

2
왼 다리를 가슴 쪽으로 당기고, 상체를 일으켜 양손으로 발가락 끝을 잡는다.

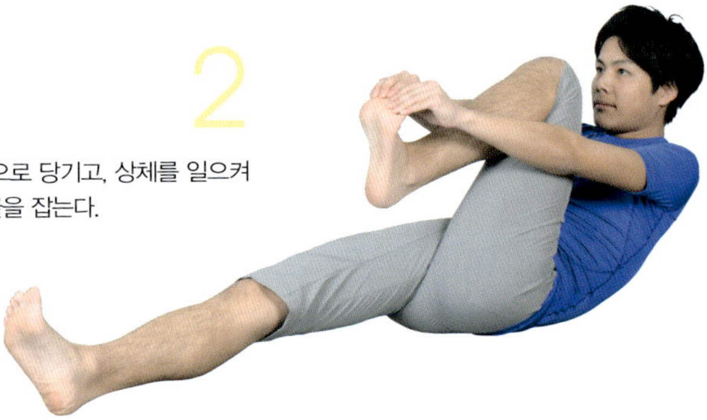

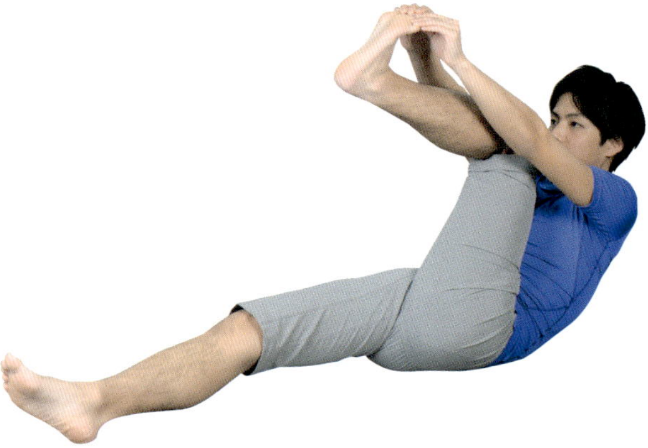

3
양손으로 발가락 끝을 잡은 채 다리를 위로 적당히 폈다가 2번 자세로 되돌아온다. 이 동작을 20회 반복한 다음 다리를 바꿔 똑같이 한다.

1

양팔, 양다리를 가지런히 해 위를 보고 눕는다. 이어서 왼 다리를 가슴 쪽으로 당기고, 상체를 일으켜 양손으로 발가락 끝을 잡는다.

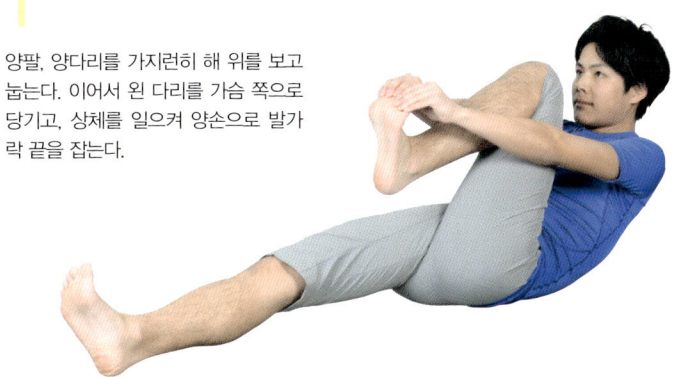

2

양손으로 발가락 끝을 잡은 채 다리를 위로 최대한 폈다가, 원래 자세로 되돌아온다. 이 동작을 20회 반복한 다음 다리를 바꿔 똑같이 한다.

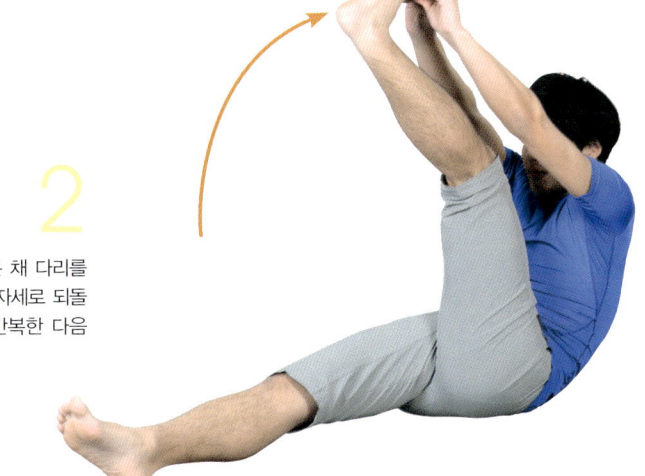

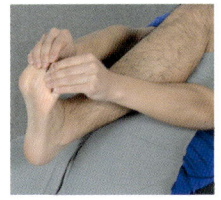 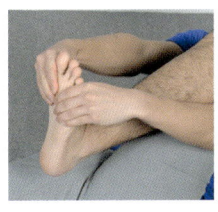

Point
발바닥을 잡으면 더욱 효과적

몸이 굳은 사람에게는 힘들 수도 있는데, 발가락 끝보다 발바닥을 잡으면 더욱 효과가 있다. 익숙해지면 한번 시도해본다.

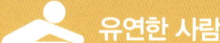

動 하반신을 풀어주는 스트레칭

하반신 동적 스트레칭의 마지막은 하반신 전체를 풀어주는 동작입니다. 선 상태에서 **대퇴사두근**부터 **대둔근**(큰볼기근)까지 이완시킵니다.

1
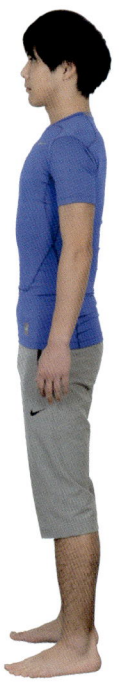

등을 똑바로 펴고 선다. 양손은 편안하게 둔다.

2
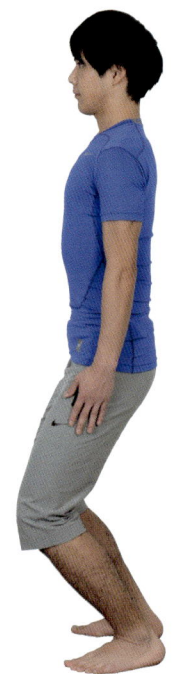

등을 편 채 양 무릎을 가볍게 굽힌다.

3
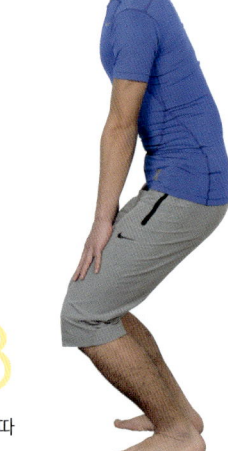

엉덩이에 체중을 실으며 허리를 낮춘다. 이때 양손은 허벅지를 따라 대퇴사두근 근처까지 움직인다.

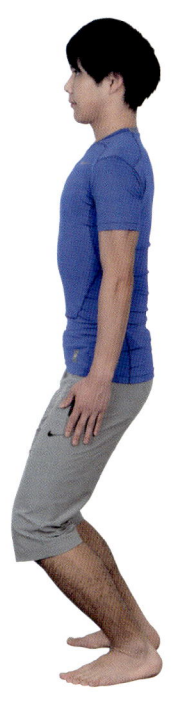

4
대퇴사두근이 가볍게 땅길 때까지 허리를 낮춘 다음에, 원래 자세로 되돌아온다.

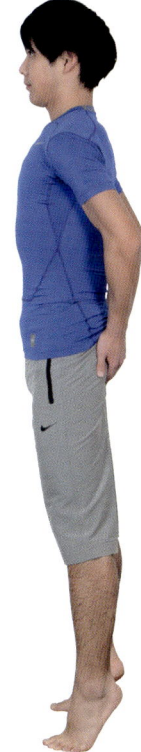

5
4번 자세로 돌아왔으면 여기서 멈추지 않고 발끝으로 선다. 이때 양손은 허벅지를 따라 엉덩이까지 움직인다. 이 동작을 20회 반복한다.

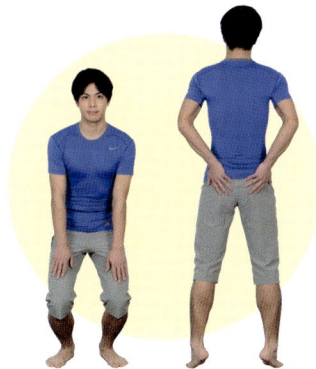

Point
자극하는 근육을 의식하면 효과가 커진다
대상이 되는 근육을 의식하기 위해 양손을 해당 부위에 대가며 스트레칭한다. 근육을 의식하는지 여부에 따라 스트레칭 효과에는 큰 차이가 있다.

잠깐만요!

통증이 있을 때는
靜 → 動 → 靜 순으로 스트레칭한다

동작이 가능할 정도의 통증이라면 움직이는 게 낫다

　기초대사 효율을 높이고자 한다면 정적 스트레칭 → 동적 스트레칭, 몸의 유연성을 높이고자 한다면 동적 스트레칭 → 정적 스트레칭 순이 좋습니다. 이것이 스트레칭 프로그램을 짤 때의 기본인데, 또 하나의 조합이 있습니다. 몸에 통증이 있을 때입니다. 물론 움직이지 못할 정도로 아프다면 쉬어야 하지만, 동작을 할 수 있을 정도라면 스트레칭을 해주는 편이 통증을 빨리 사라지게 합니다. 최근의 허리통증 요법 또한 그렇습니다. 통증이 발병한 시점에는 안정이 우선인데, 움직일 수 있게 되면 빠른 시일 내에 요통 개선 체조를 하는 게 효과적이라고 알려져 있습니다.

　통증이 있을 때의 프로그램은 정적 스트레칭 → 동적 스트레칭 → 정적 스트레칭으로 구성합니다. 이 책에서 구분하는 몸이 굳은 사람, 보통인 사람, 유연한 사람 대상 스트레칭 중, 처음의 정적 스트레칭은 '몸이 굳은 사람'을 위한 스트레칭이라도 괜찮습니다. 행여 근육통 같은 통증이 있을지 모르지만, 이때 느끼는 통증이 반드시 나쁘지는 않습니다. 스트레칭을 계속하다보면 마침내 사라질 통증이기도 합니다. 통증이 사라질 즈음에는 혈액순환도 개선될 것입니다. 우선은 몸의 상태를 봐가며 천천히 근육을 이완시키기 바랍니다.

　다음으로, 동적 스트레칭에서 조금 나아진 관절을 움직여 통증이 있는 근육을 풀어줍니다. 그리고 마지막으로, 처음에 했던 정적 스트레칭보다 조금 어려운 동작으로 근육을 충분히 이완시킵니다.

　정적 스트레칭과 동적 스트레칭의 조합을 바꾸는 것만으로도 효과는 달라집니다. 목적에 맞는 프로그램을 실천함으로써 그 성과 또한 크게 달라질 것입니다. 일단 靜 → 動, 動 → 靜, 靜 → 動 → 靜, 이 세 가지 조합의 차이를 이해하고 목적에 맞게 활용하기 바랍니다.

CHAPTER
5

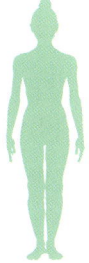

몸통
스트레칭

사람에게 모든 동작의 기본이 되는 곳이 몸통 부분입니다.
몸통을 제대로 움직여주지 않는다면 활동량이 적어져
그 자체로 에너지 소모도 감소합니다.
체지방을 줄이기 위해서라도 이 장에서 소개하는
스트레칭을 꾸준히 실천하기 바랍니다.

복근과 등 근육을 자극하는
몸통 스트레칭

몸통 부위는 정적 스트레칭보다 동적 스트레칭이 낫다

몸통을 대상으로 하는 스트레칭은 정적 스트레칭 2동작, 동적 스트레칭 10동작을 소개합니다. 몸통 부위의 스트레칭에서는, 무리하게 비튼 상태에서 자세를 유지하면 몸이 아플 수 있으므로 동적 스트레칭을 많이 넣을 것을 권합니다.

정적 스트레칭은 몸을 좌우로 기울이거나 앞으로 숙이는 2동작입니다. 그에 비해 동적 스트레칭은 목부터 허리까지 내려오는 척주기립근을 중심으로 등 근육을 자극하는 동작, 복직근과 복횡근 그리고 배 안쪽의 복근을 자극하는 동작, 골반 위치를 바로잡아주는 동작으로 구성됩니다.

사람의 몸통은 모든 동작의 기점이 되는 부위입니다. 이곳을 제대로 움직여주면 체지방 감소에 큰 도움이 된다는 것은 말할 나위도 없습니다.

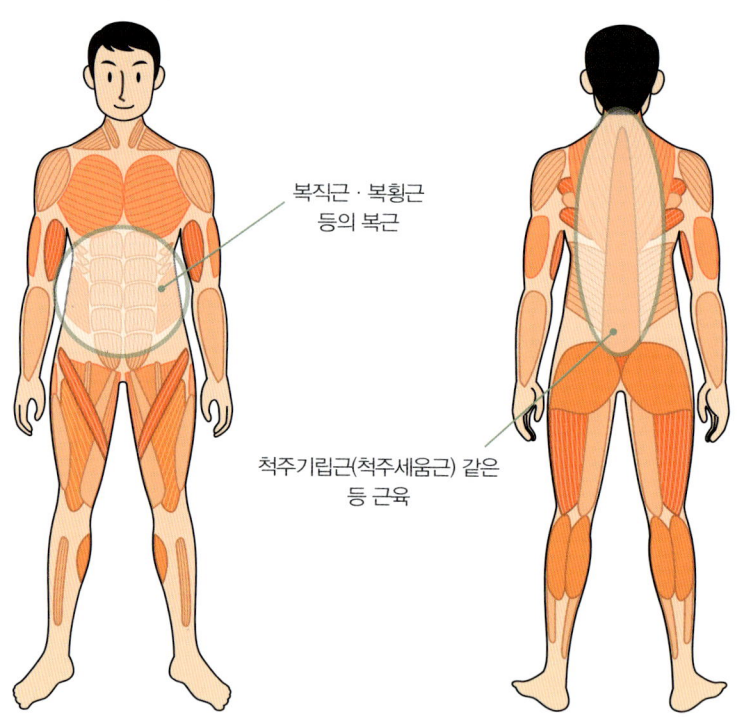

복직근·복횡근 등의 복근

척주기립근(척주세움근) 같은 등 근육

굳은 사람

靜 목을 시원하게 해주는 스트레칭 ①

몸통 스트레칭의 첫 번째는 목을 시원하게 해주는 동작입니다. 팔을 다양하게 이용해 **목 근육**의 결림을 풀어주기 바랍니다.

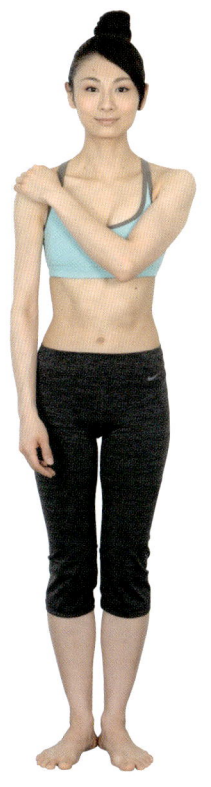

1 등을 펴서 바로 선 다음 왼손을 오른쪽 어깨에 댄다.

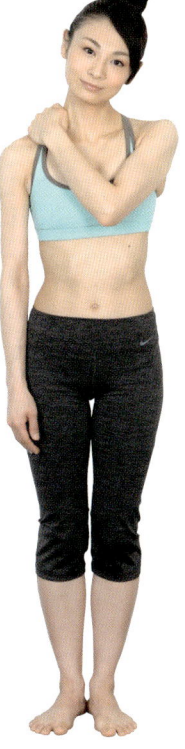

2 목을 왼쪽으로 기울이며, 왼손으로 오른쪽 어깨를 누른다. 1분간 유지한 다음 손을 바꿔 반대쪽을 이완시킨다.

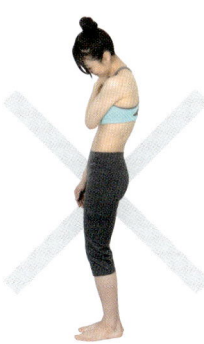

NG
등을 똑바로 펴고 목을 기울인다
목을 기울일 때는 등이 굽지 않도록 주의한다. 등을 펴야만 목 근육이 제대로 이완된다.

보통인 사람

앞모습

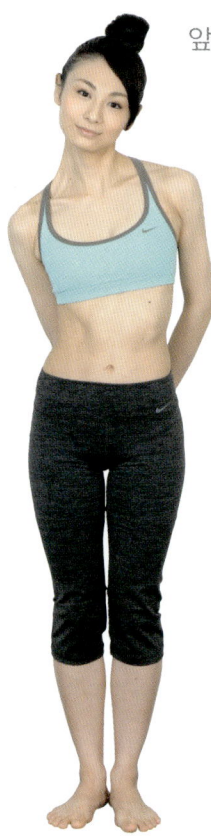

뒷모습

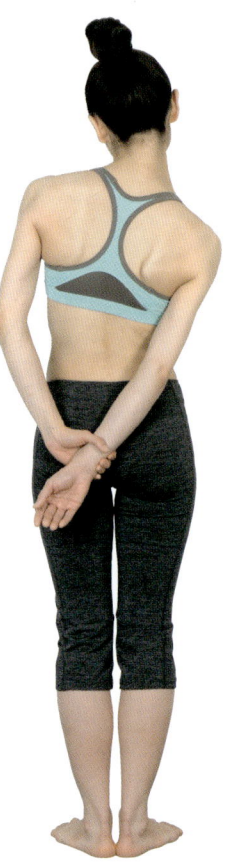

1

등을 펴서 바로 선 다음 등 뒤에서 팔목을 잡는다. 고개를 왼쪽으로 기울일 때는 왼손으로 오른팔을 잡아당기고, 오른쪽으로 기울일 때는 오른손으로 왼팔을 잡아당긴다. 이 상태에서 각각 1분간 유지한다.

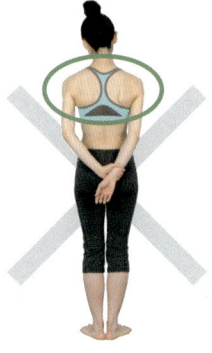

NG
어깨가 내려올 정도로 당긴다
고개를 기울이는 반대쪽 팔을 당길 때는 어깨가 내려올 정도로 당기지 않으면 스트레칭 효과가 작아진다.

유연한 사람

앞모습

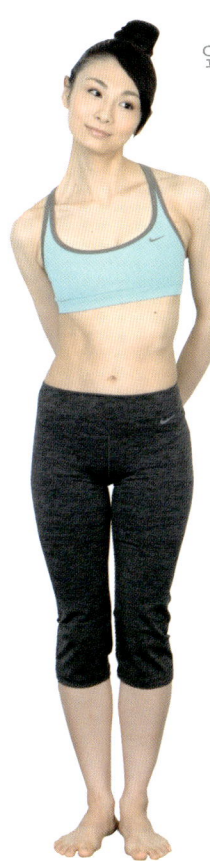

뒷모습

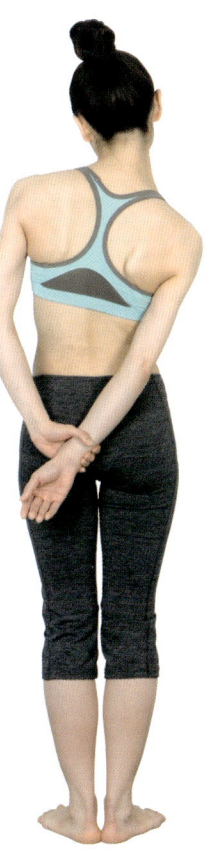

1

등을 펴서 바로 선 다음 등 뒤에서 팔목을 잡는다. 고개를 왼쪽으로 기울일 때는 왼손으로 오른팔을 잡아당기고, 오른쪽으로 기울일 때는 오른손으로 왼팔을 잡아당긴다. 고개를 기울일 때 시선은 비스듬히 위를 향한다. 이 상태에서 각각 1분간 유지한다.

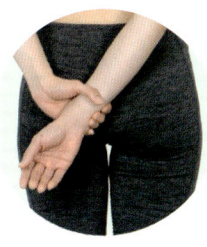

Point
기울이는 쪽과 반대 팔을 당긴다
왼쪽으로 기울일 때는 오른팔을, 오른쪽으로 기울일 때는 왼팔을 당겨야 스트레칭 효과가 있다.

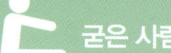 굳은 사람 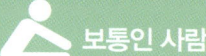 보통인 사람 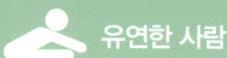 유연한 사람

목을 시원하게 해주는 스트레칭 ②

목을 시원하게 해주는 스트레칭의 두 번째 동작은 양손을 사용해 **목 근육**을 이완시킵니다.

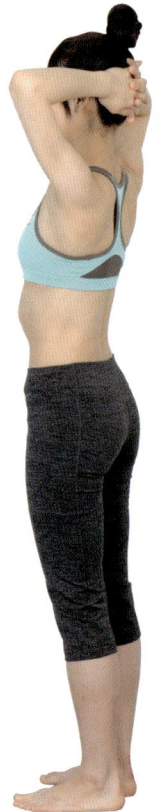

1
등을 펴서 바로 선 다음 머리 뒤에서 양손을 깍지 낀다.

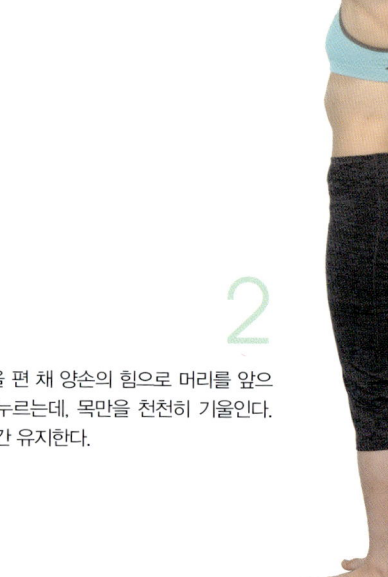

2
등을 편 채 양손의 힘으로 머리를 앞으로 누르는데, 목만을 천천히 기울인다. 1분간 유지한다.

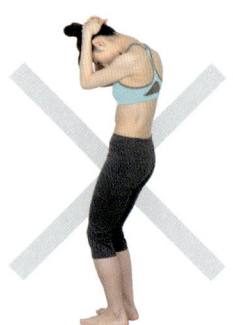

NG
등을 구부리면 목에 통증이 올 수 있다
머리를 누를 때 등이 구부러지면 목에 통증이 생길 수 있다. 등을 편 채 동작을 하는 게 중요하다.

動 등을 조여주는 스트레칭

몸통 부위 동적 스트레칭의 첫 번째는 등을 조여주는 스트레칭입니다. 위를 보고 누운 상태에서 **등 근육**을 이완시킵니다.

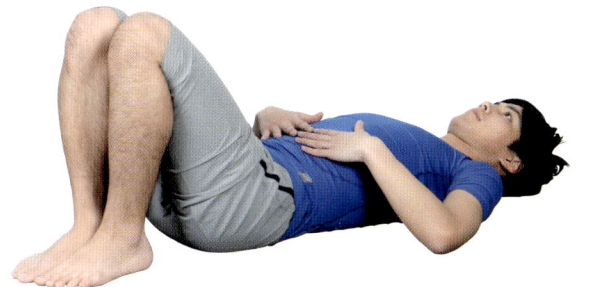

1
무릎을 세운 상태에서 위를 보고 눕는다.

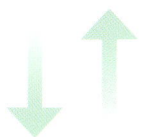

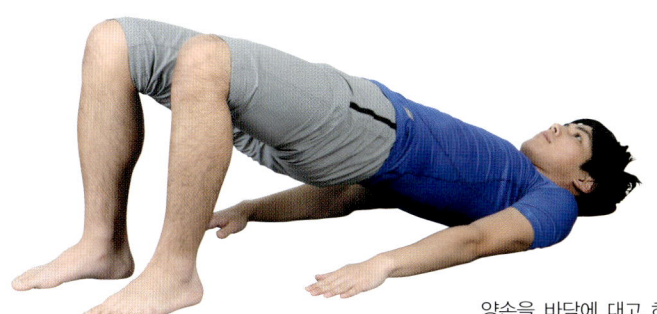

2
양손을 바닥에 대고 허리를 들어올린다. 아프지 않은 범위 내에서 들어올려 20초간 유지하고 내려와 3~5초간 쉰 다음, 다시 들어올린다. 모두 약 2분간 반복한다.

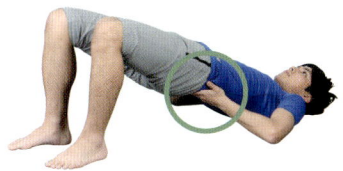

Point
허리에 손을 대면 효과가 높아진다
허리에 손을 대고 들어올리면 등 근육을 더욱 의식하게 되어 스트레칭 효과가 높아진다.

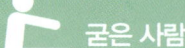 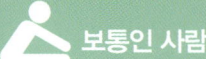 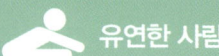

허리를 튼튼하게 해주는 스트레칭 ①

몸통 부위 동적 스트레칭의 두 번째는 허리를 튼튼하게 해주는 동작입니다. 누운 상태에서 **몸통 부위**를 좌우로 크게 움직입니다.

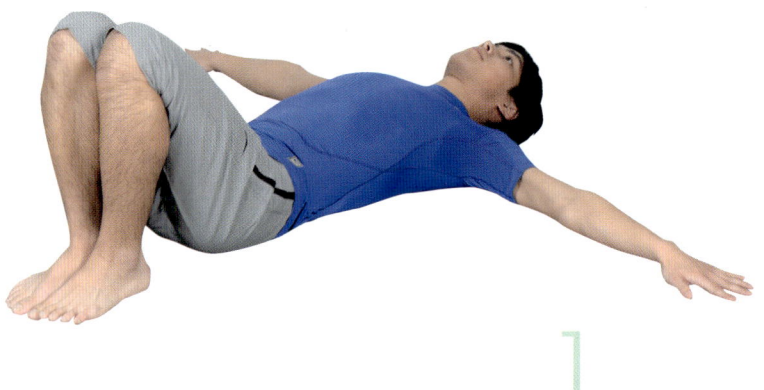

1

무릎을 세워 위를 보고 눕는다. 양손은 옆으로 길게 편다.

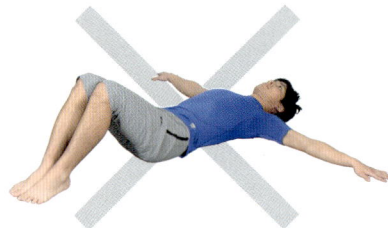

NG

발을 멀리 두지 않는다

발의 위치는 가급적 엉덩이 가까이에 두어야 한다. 멀리에 두면 허리를 크게 움직이기 어렵다.

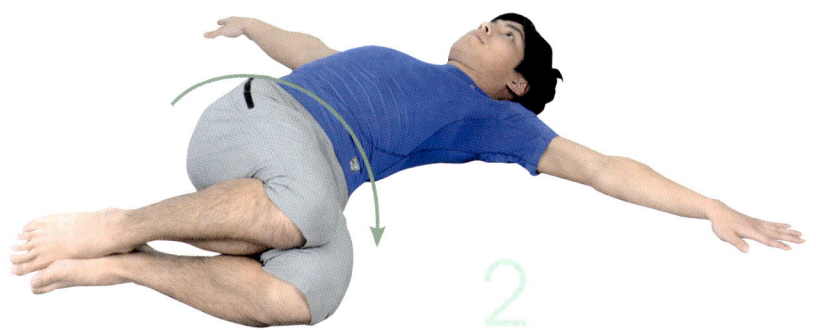

2
숨을 내쉬면서 다리를 천천히 왼쪽으로 기울인다. 이때 시선은 바로 위를 본다.

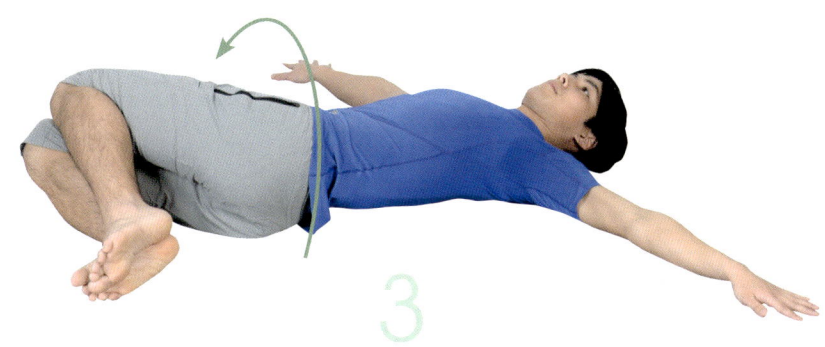

3
숨을 들이마시면서 다리를 원래 위치로 되돌린다. 그 상태로 다시 숨을 내쉬면서 다리를 천천히 오른쪽으로 기울인다. 이 동작을 20회 반복한다.

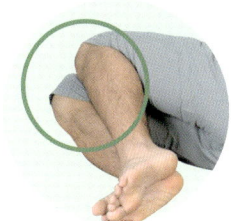

Point
무릎을 붙인 채 기울인다
다리를 기울일 때는 양 무릎을 가지런히 붙여야 한다. 무릎이 떨어지면 스트레칭 효과가 감소한다.

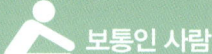 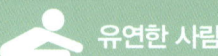

動 허리를 튼튼하게 해주는 스트레칭 ②

허리를 튼튼하게 해주는 스트레칭을 또 하나 소개합니다. 누운 상태에서 다리를 넘기며 **몸통 부위**를 자극하는 동작입니다.

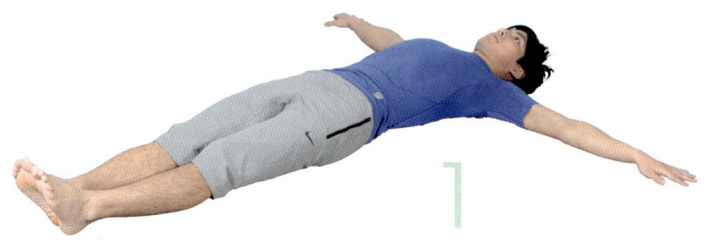

양손을 옆으로 펼쳐 위를 보고 눕는다.
시선은 바로 위를 본다.

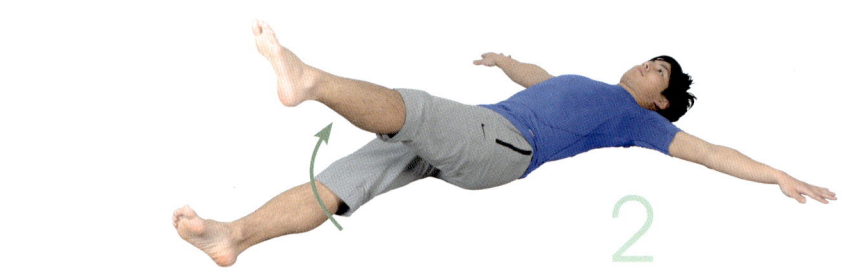

무릎을 편 채 왼 다리를 왼쪽으로 비스듬히 들어올린다.

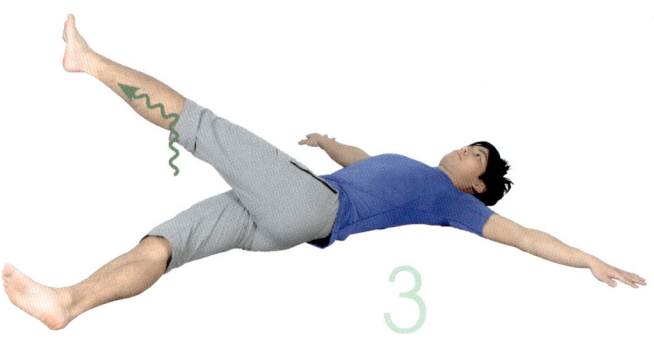

왼 다리를 아래위로 조금씩 흔들며 오른쪽으로 크게 넘긴다.

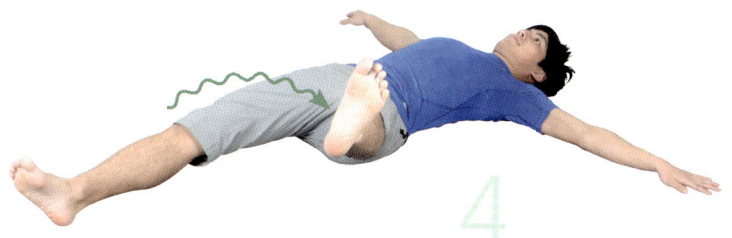

바닥에 닿을 정도까지 오른쪽으로 기울인 다음, 다리를 조금씩 흔들며 똑같은 경로로 왼쪽으로 기울인다.

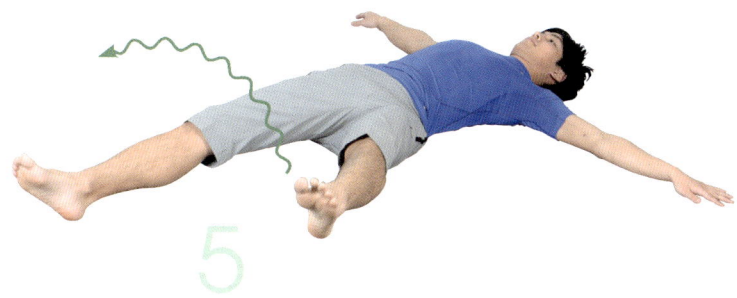

왼쪽 바닥에 닿을 정도까지 다리를 기울인 다음, 다시 오른쪽으로 기울인다. 이 동작을 1분간 반복하고, 다리를 바꿔 똑같이 한다.

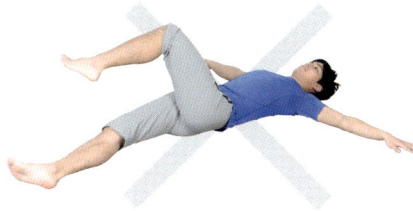

NG
무릎을 편 채 넘긴다
다리를 어디로 기울이든 무릎은 똑바로 편 채 조금씩 흔들어야 한다. 무릎을 굽히면 스트레칭 효과가 감소한다.

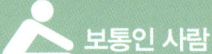 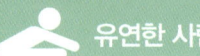

뱃살을 빼주는 스트레칭 ①

몸통 스트레칭의 세 번째는 뱃살을 빼주는 동작입니다. 복근 운동에 가까운 동작인데, **복직근**(배곧은근)을 자극해 뱃살을 줄여보세요.

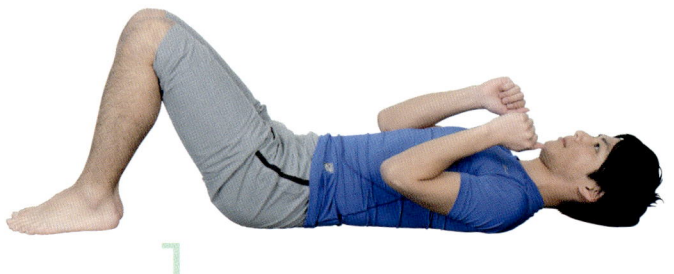

1
무릎을 세워 위를 보고 눕는다. 양팔은 팔꿈치를 굽혀 몸 옆에 붙인다.

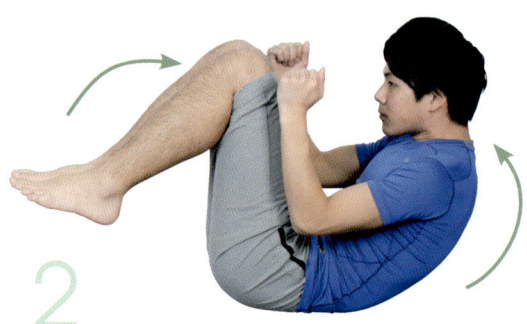

2
무릎을 당겨 올리는 것과 동시에 상체를 일으켰다가 되돌아간다. 이때 발과 머리는 바닥에 닿지 않아야 한다. 이 동작을 30회 연속한다.

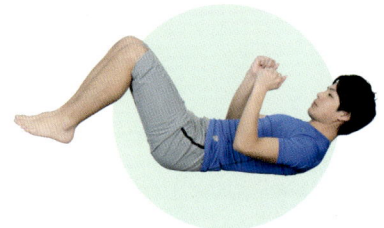

Point
상체를 분명하게 일으킨다
다리만 당겨 올리는 게 아니라, 상체를 제대로 일으켜 세워야만 복근이 자극된다.

뱃살을 빼주는 스트레칭 ②

이번에는 **복횡근**(배가로근)을 자극해 뱃살을 빼주는 스트레칭입니다. 배 옆 근육이 땡기는 것을 느끼며 동작을 따라합니다.

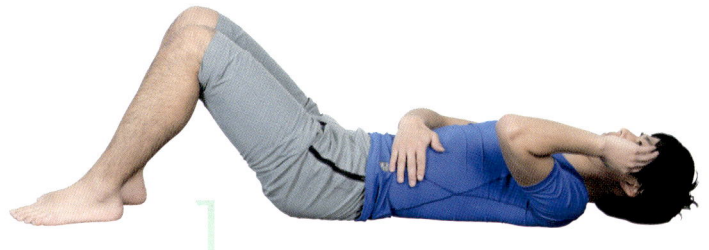

무릎을 세워 위를 보고 눕는다. 오른손을 왼쪽 배 옆에 대고, 왼팔은 팔꿈치를 굽혀 머리 옆으로 올린다.

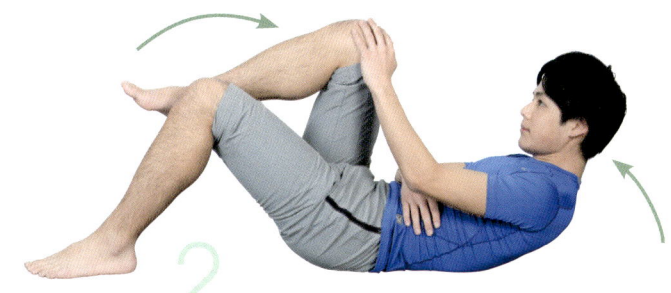

오른쪽 무릎을 당겨 올리는 것과 동시에, 상체를 오른쪽으로 가볍게 비틀며 일으켰다가 되돌아간다. 이때 시선은 허벅지 쪽을 향하고, 오른 다리와 머리는 바닥에 닿지 않아야 한다. 이 동작을 20회 반복한 다음 다리를 바꿔 다시 20회를 한다.

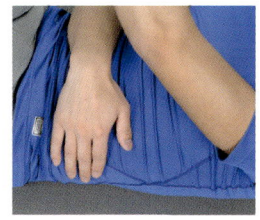

Point
배 옆에 손을 댄다

복횡근을 의식하며 동작을 하기 위해 올리는 다리 쪽 손을 반대쪽 배 옆에 꼭 댄다. 의식을 집중하면 스트레칭 효과가 높아진다.

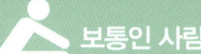 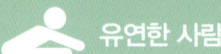

動 뱃살을 빼주는 스트레칭 ③

이번에도 **복횡근**을 자극해 뱃살을 빼주는 스트레칭입니다. 몸을 크게 비틀어 배 근육을 제대로 자극합니다.

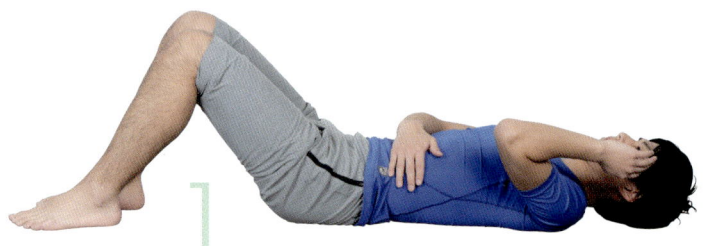

무릎을 세워 위를 보고 눕는다. 오른손을 배 옆쪽에 대고, 왼팔은 팔꿈치를 굽혀 머리 옆으로 올린다.

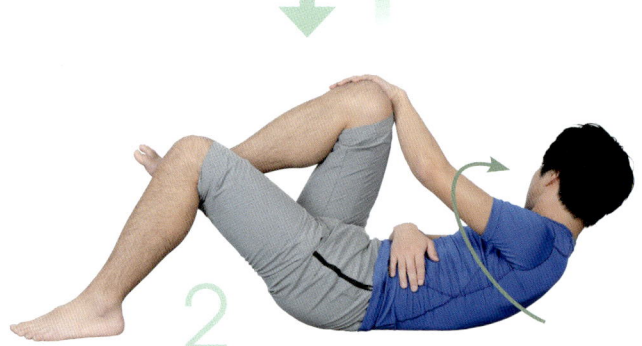

오른쪽 무릎을 당겨 올리는 것과 동시에, 상체를 오른쪽으로 최대한 비틀며 일으켰다가 되돌아간다. 이때 오른 다리와 머리는 바닥에 닿지 않아야 하고, 올리는 다리의 무릎을 반대쪽 손으로 잡듯이 한다. 이 동작을 20회 반복한 다음 다리를 바꿔 다시 20회를 한다.

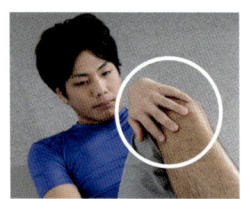

Point
몸을 최대한 크게 비튼다

복횡근을 자극하기 위해 상체를 비틀어 올릴 때에, 올린 무릎을 반대쪽 손으로 잡듯이 하며 크게 비튼다. 얼굴도 최대한 비튼 방향으로 향하게 한다.

등을 시원하게 해주는 스트레칭 ①

복근을 단련한 다음에는 등 근육을 시원하게 해주는 스트레칭입니다. **등 근육을 전체적으로** 자극해 균형 잡힌 몸통을 만듭니다.

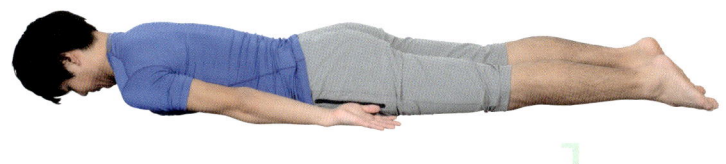

1

양손, 양다리를 펴서 엎드린다. 머리는 턱을 당겨 살짝 뜨게 한다.

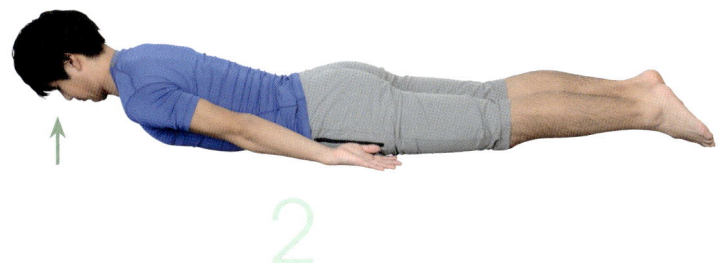

2

시선은 목 아래쪽에 두고, 그대로 상체를 바닥에서 주먹 하나 반 정도 높이로 일으킨 다음에 원래 자세로 되돌아간다. 이 동작을 30회 반복한다.

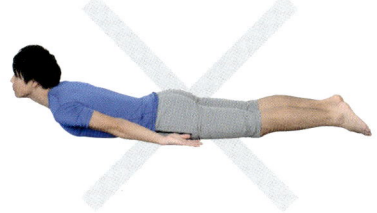

NG
머리를 젖히지 않는다

상체를 들 때는 머리를 젖히지 않는다. 시선을 바닥으로 향하게 유지한 채 상체를 든다.

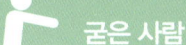 굳은 사람   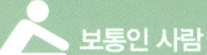 보통인 사람   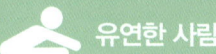 유연한 사람

등을 시원하게 해주는 스트레칭 ②

등을 전체적으로 자극한 다음에는 **등 위쪽**을 스트레칭합니다. 움직이는 부위를 의식하며 동작을 반복합니다.

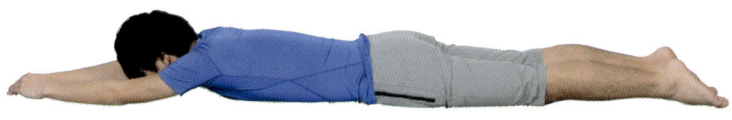

1
양팔을 머리 위로 펴서 엎드린다. 머리는 턱을 당겨 살짝 뜨게 한다.

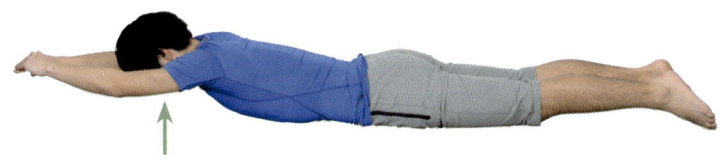

2
시선은 목 아래쪽에 두고, 그대로 상체를 바닥에서 주먹 하나 반 정도 높이로 일으킨 다음에 원래 자세로 되돌아간다. 이때 팔도 동시에 위로 든다. 이 동작을 30회 반복한다.

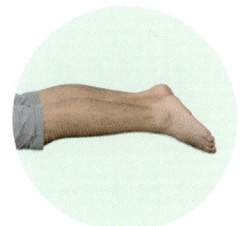

Point
발이 뜨지 않도록 한다
상체를 들 때는 그 반동으로 발이 뜨지 않아야 한다. 발이 뜨게 되면 등 근육에의 자극이 줄어든다.

動 등을 시원하게 해주는 스트레칭 ③

등 전체와 윗부분을 자극한 다음에는 **등 아래쪽**을 스트레칭합니다. 앞에서와는 다른 시선에 주의합니다.

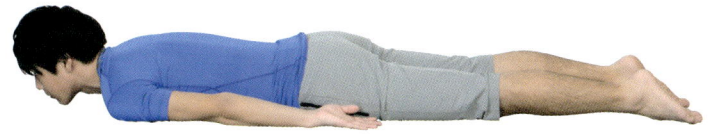

1

양손, 양다리를 가지런히 하고 엎드린다. 시선은 조금 앞을 바라보며 머리를 조금 뜨게 한다.

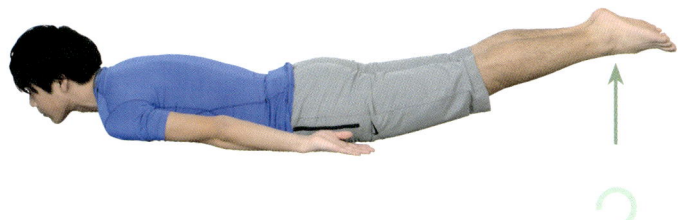

2

무릎을 편 채 양다리를 들어올렸다가 되돌아온다. 이때 머리 높이는 그대로 유지한다. 이 동작을 30회 반복한다.

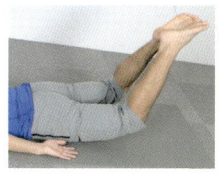

NG
무릎을 굽히면 효과가 반감한다

무릎을 굽히거나 양다리를 벌린 상태로 올리면 효과는 줄어든다. 허리에 힘을 준 상태에서 다리만 곧게 올려야 한다.

| 굳은 사람 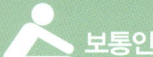 보통인 사람 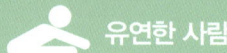 유연한 사람 |

골반을 풀어주는 스트레칭

몸통 스트레칭의 마지막은 골반을 단련하는 동작입니다. 엉덩이걸음으로 **골반 부위 근육**을 부드럽게 풀어줍니다.

1

양다리를 펴서 앉아, 양손은 고관절(엉덩관절) 부위에 둔다.

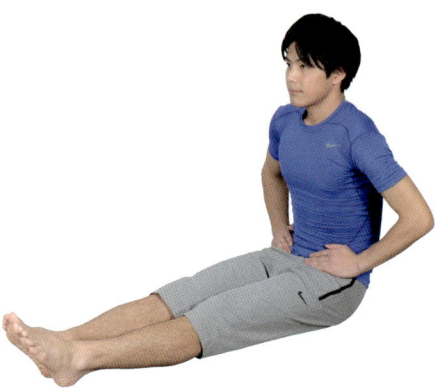

2

오른쪽 엉덩이를 들어, 고관절부터 다리를 찌르듯이 해서 앞으로 나아간다.

3

이번에는 왼쪽 엉덩이를 들어, 고관절부터 찌르듯이 해서 앞으로 나아간다. 이렇게 10걸음 나아간 다음, 반대로 10걸음 후진한다. 모두 2세트를 한다.

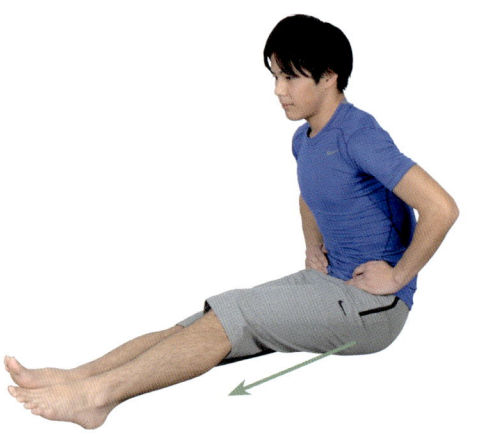

CHAPTER 6

몸 부위별 강화 프로그램

다이어트가 목적이라면 기본 스트레칭만으로도 효과가 있습니다만, chapter 6에서는 특히 신경이 쓰이는 다이어트 부위가 있는 사람들을 위해 지금까지 소개했던 동작들을 조합한 프로그램을 소개합니다.

동작을 조합해 내게 알맞은 스트레칭 프로그램 만들기

팔뚝, 등, 배, 엉덩이, 허벅지, 종아리 별로 다이어트한다!

여기서부터는 지금까지 소개한 기본 스트레칭과 부위별 스트레칭 동작을 조합해 다이어트 목적에 맞게 살을 뺄 수 있는 강화 프로그램을 알려드립니다.

대상 부위는 팔뚝, 등, 배, 엉덩이, 허벅지, 종아리의 6군데입니다. 이곳들은 모두 지방이 붙기 쉽고, 지방이 조금만 붙어도 얼핏 살이 찐 것처럼 보입니다. 반대로 관리를 잘해주면 매끈한 몸으로 보이는 부위이기도 합니다.

그러면 강화 프로그램을 실천하는 법부터 설명하겠습니다. 프로그램은 각 부위별로 세트 메뉴를 준비했습니다. 메뉴 수는 신체 부위에 따라 다른데, 이 세트 메뉴를 일주일에 5일 스트레칭하는 것으로 충분한 효과를 볼 수 있습니다. 세트 메뉴에

Set Menu

프로그램의 필수 스트레칭 조합입니다. 기준 시간과 횟수에 따라 일주일에 5일 운동을 목표로 합니다

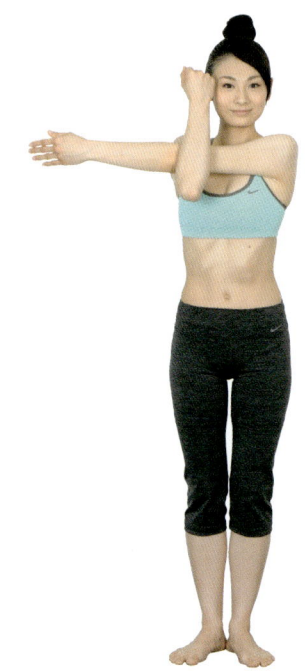

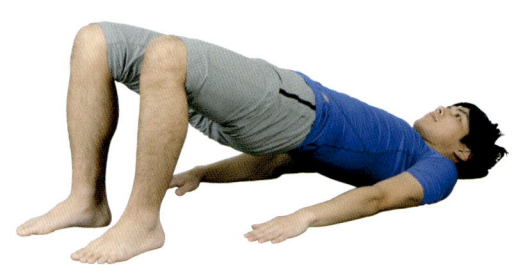

는 트레이닝 분량을 표시해두었으므로, 거기에 맞게 스트레칭하기 바랍니다. 정적 스트레칭은 1분 30초를 유지하는 게 기본이고, 동적 스트레칭은 1분간에 30~40회가 기본입니다. 프로그램 시간은 세트 메뉴의 동작 수가 다르므로 하루에 몇 분이라고 단정할 수 없지만, 대개 20~30분 정도입니다.

대상 부위에 따라서는 정식 메뉴 외에 옵션 동작도 있습니다. 옵션 동작은 세트 동작을 대신해 활용할 수 있습니다. 따라하기 힘들다거나 지루해서 기분 전환을 하고 싶을 때 기본 스트레칭 대신 메뉴에 포함시켜도 동일한 효과를 볼 수 있습니다. 세트 메뉴로 소개한 것은 어디까지나 '권장 스트레칭'이므로 무엇을 선택하든 자유입니다. 혹은 내게 필요한 동작들을 조합해 나만의 스트레칭 프로그램을 만들어도 좋습니다.

스트레칭 프로그램은 꾸준히 지속하는 게 가장 중요합니다. 스트레칭을 하면서 무리가 느껴지면 시간이나 횟수를 다소 줄여서 실천해도 좋습니다. 물론 2주일만 지속하면 책에서 제시한 시간이나 횟수는 충분히 소화할 수 있습니다.

Option

기본 메뉴를 대신할 스트레칭 동작으로, 기본 메뉴와 바꿔도 좋습니다. 자신에게 맞는 동작을 선택하면 됩니다.

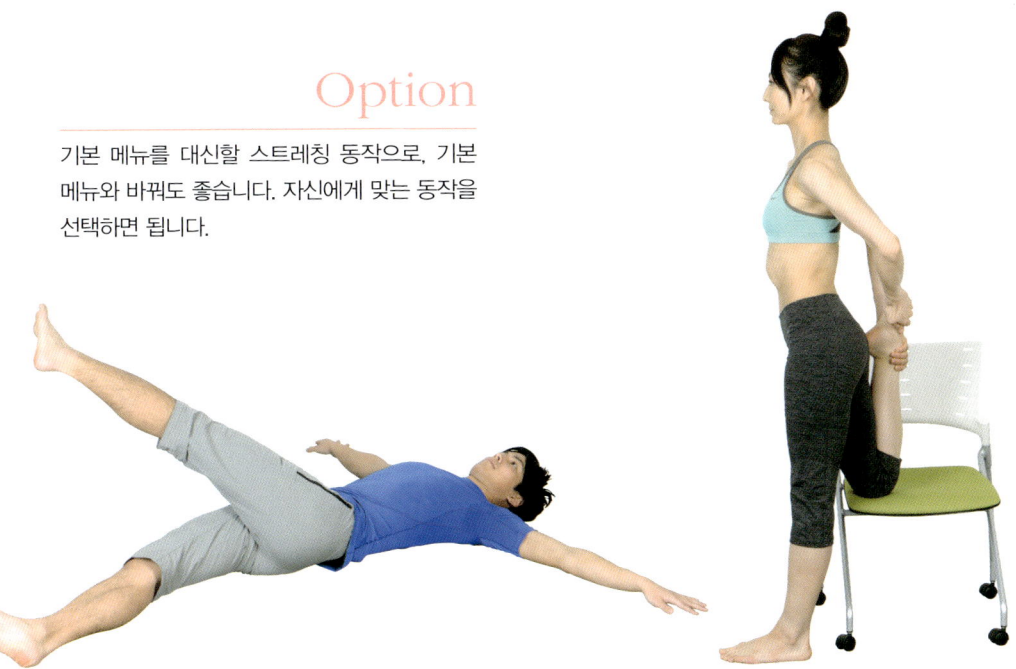

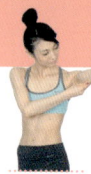

팔뚝을 가늘게 해주는 프로그램

팔뚝을 가늘게 해주는 프로그램은 동적 스트레칭이 3동작, 정적 스트레칭이 3동작입니다. 약 20~25분 동안 진행합니다.

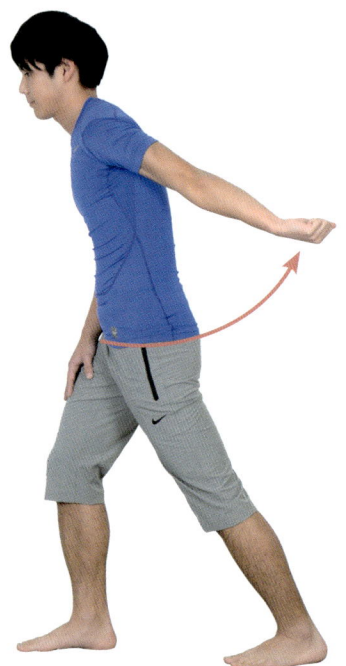

Menu 1

팔뚝을 가늘게 해주는 스트레칭 | 70p

좌우 **40**회 × **2**세트

발을 앞뒤로 벌린 상태에서, 한쪽 팔을 안쪽으로 비틀며 앞뒤로 흔든다.

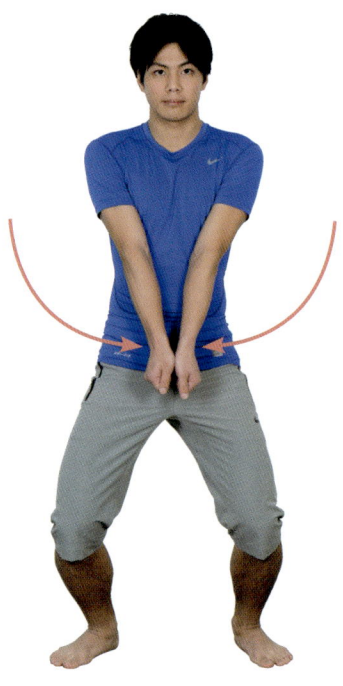

Menu 2

어깨 주위를 풀어주는 스트레칭 ① | 72p

40회 × **2**세트

발을 좌우로 벌린 상태에서 양팔을 옆으로 올렸다가 내린다.

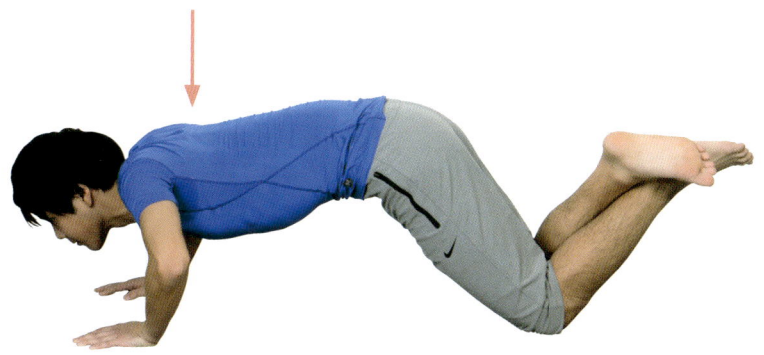

Menu 3

어깨 주위를 풀어주는 스트레칭 ③ | 74p

30회 × **2**세트

다리를 교차시킨 상태로 엎드려 팔굽혀펴기를 한다.

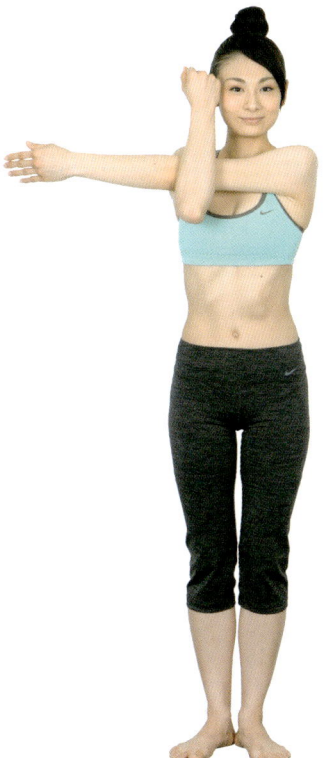

Menu 4

어깨 주위를 시원하게 해주는 스트레칭 | 42p

좌우 **1**분 **30**초

어깨높이로 올린 팔을 반대쪽 팔로 움켜안고 이완시킨다.

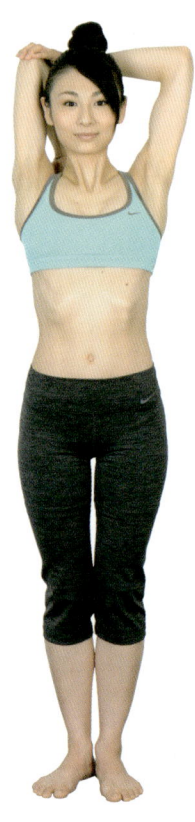

Menu 5

어깨와 팔뚝의 군살을 빼주는 스트레칭 | 45p

좌우 **1분 30초**

팔꿈치를 머리 높이로 올려서 반대쪽 손으로 누른다.

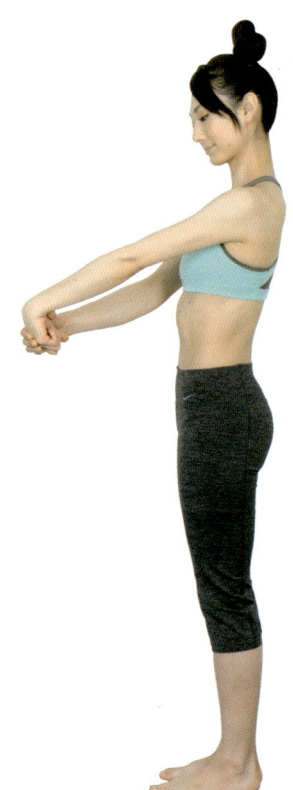

Menu 6

아래팔을 풀어주는 스트레칭 ② | 64p

좌우 **1분 30초**

앞으로 내민 팔의 주먹을 내 쪽으로 잡아당긴다.

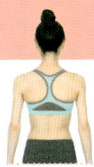

등을 탄력 있게 해주는 프로그램

등을 탄력 있게 조여주는 프로그램은 동적 스트레칭이 5동작, 정적 스트레칭이 5동작입니다. 약 30~35분 동안 진행합니다.

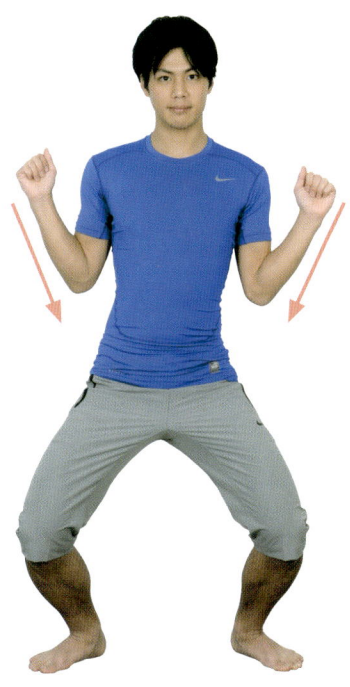

Menu 1

어깨 주위를 풀어주는 스트레칭 ② | 73p

40회 × **2**세트

어깨너비로 발을 벌리고, 양팔을 위로 올렸다가 겨드랑이로 당긴다.

Menu 2

등을 조여주는 스트레칭 | 117p

2분 × **2**세트

위를 보고 누워 허리를 올린 상태를 20초간 유지했다가 내린다.

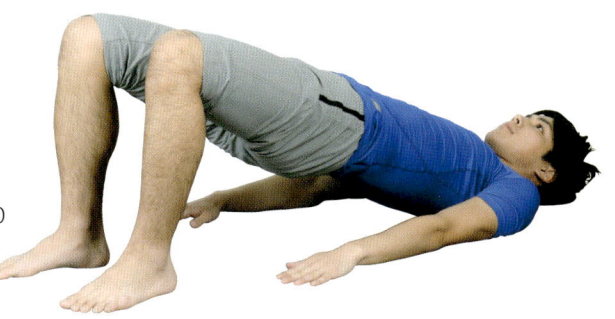

Menu 3~5

등을 시원하게 해주는 스트레칭 | 125~127p

등 근육을 전체, 위쪽, 아래쪽으로 나누어 아래위로 움직이는 동작을 반복한다.

등 전체

1분 30초

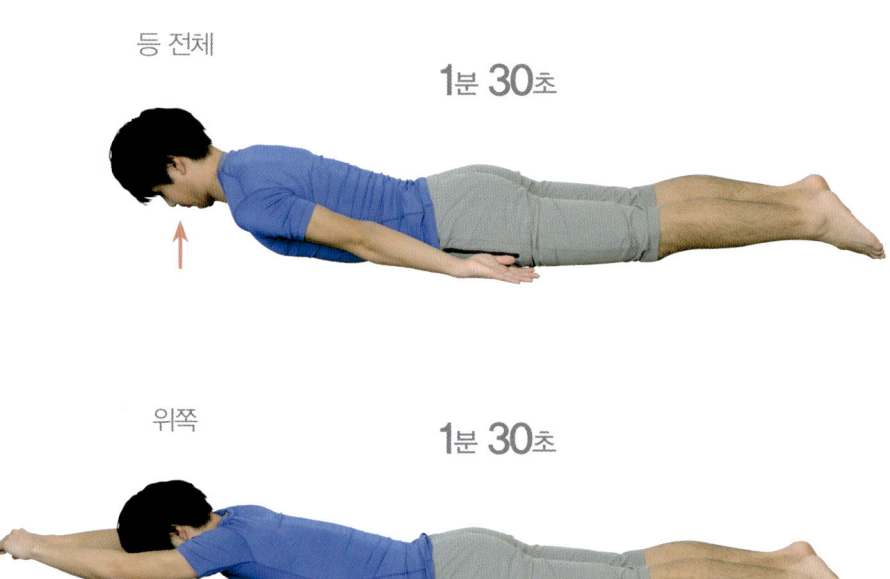

위쪽

1분 30초

아래쪽

1분 30초

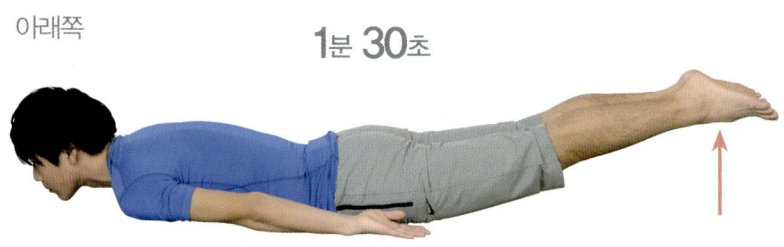

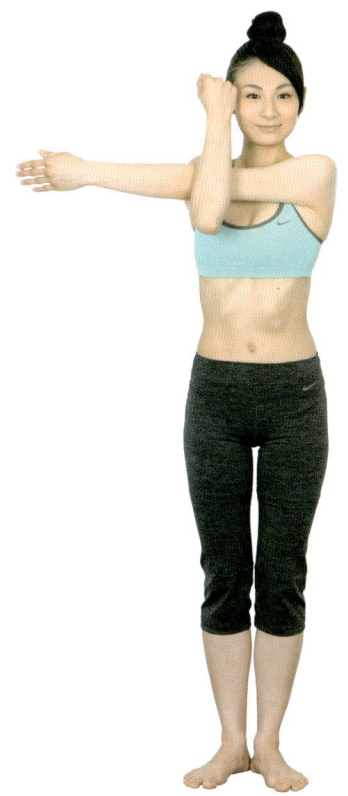

Menu 6

어깨 주위를 시원하게 해주는 스트레칭 | 42p

좌우 **1**분 **30**초

어깨높이로 올린 팔을 반대쪽 팔로 움켜안고 이완시킨다.

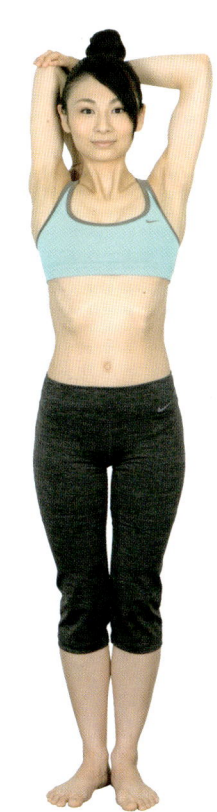

Menu 7

어깨와 팔뚝의 군살을 빼주는 스트레칭 | 45p

좌우 **1**분 **30**초

팔꿈치를 머리 높이로 올려서 반대쪽 손으로 누른다.

Menu 8

가슴 근육을 풀어주는 스트레칭 | 59p

좌우 **1**분 **30**초

팔꿈치를 굽힌 팔을 벽에 대고, 앞쪽에 서서 가슴 근육을 이완시킨다.

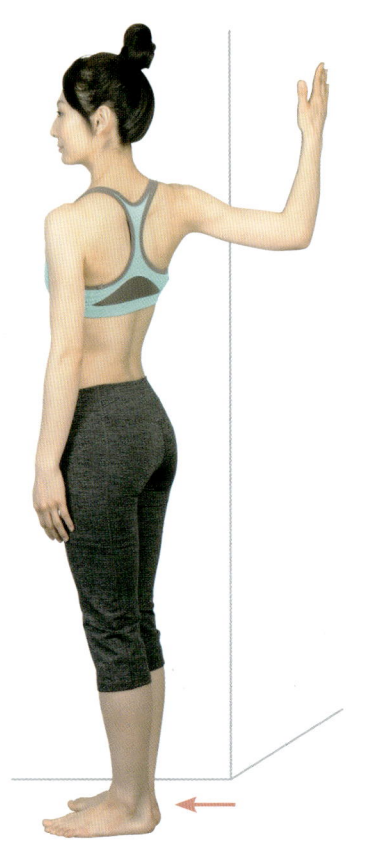

Menu 9

가슴 근육을 풀어주는 스트레칭 | 61p

좌우 **1**분 **30**초

펼친 팔을 벽에 비스듬히 대고, 몸을 왼쪽으로 돌려 가슴 근육을 이완시킨다.

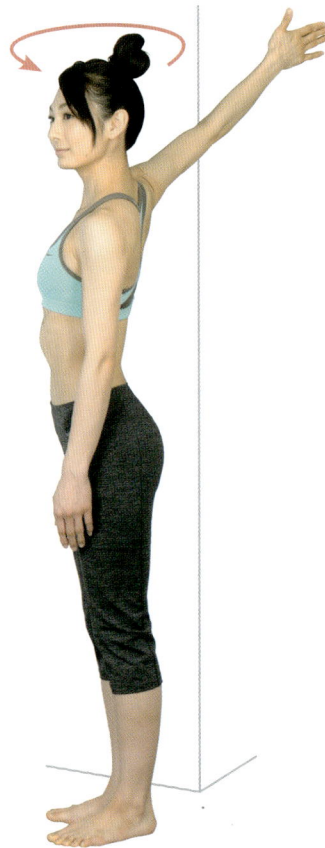

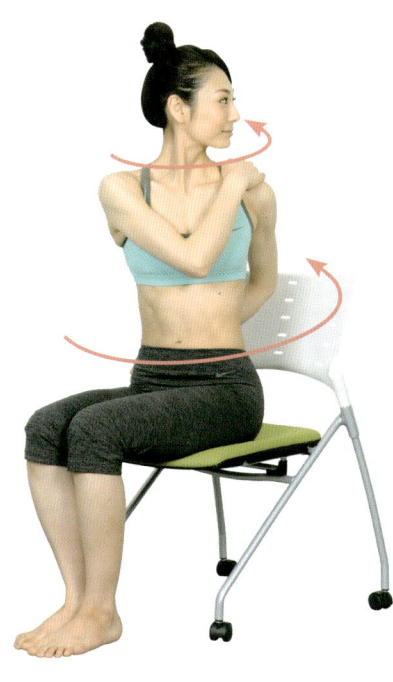

Menu 10

등 근육을 조여주는 스트레칭 | 39p

좌우 **1**분 **30**초

의자에 앉아, 어깨를 잡고 몸을 최대한 비틀어 등 근육을 이완시킨다.

--- Option ---

어깨 주위를 풀어주는
스트레칭 ① | 72p

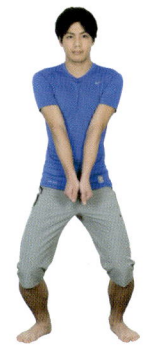

어깨뼈를 부드럽게 해주는
스트레칭 | 68p

등을 조여주는 스트레칭 | 117p

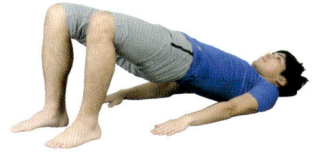

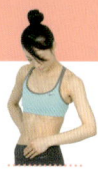
뱃살을 빼주는 프로그램

뱃살을 빼주는 프로그램은 동적 스트레칭이 4동작, 정적 스트레칭이 3동작입니다. 약 25~30분 동안 진행합니다.

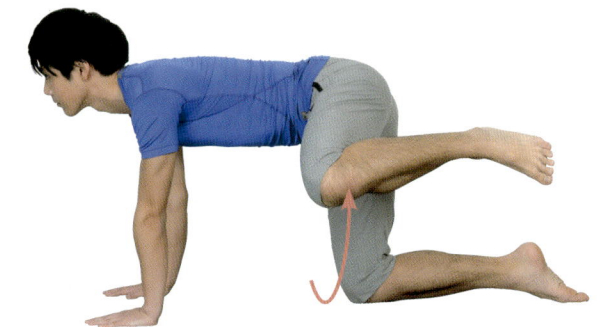

Menu 1

고관절을 풀어주는 스트레칭 ① | 102p

좌우 **20**회 × **2**세트

동물 자세에서 다리를 옆으로 올렸다가 내린다.

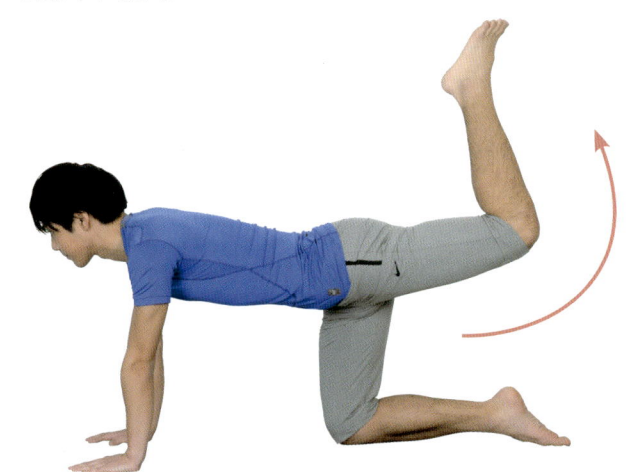

Menu 2

고관절을 풀어주는 스트레칭 ② | 103p

좌우 **20**회 × **2**세트

동물 자세에서 다리를 뒤로 차듯이 올렸다가 내린다.

Menu 3

①, ②, ③ 중에 한 동작을 선택해 스트레칭한다

뱃살을 빼주는 스트레칭 | 122~124p
누운 상태에서 다리를 내 쪽으로 당기며 상체를 일으킨다.

❶ 40회 × 2세트

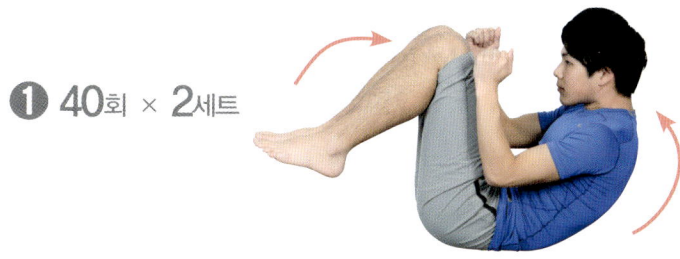

❷ 좌우 30회 × 2세트

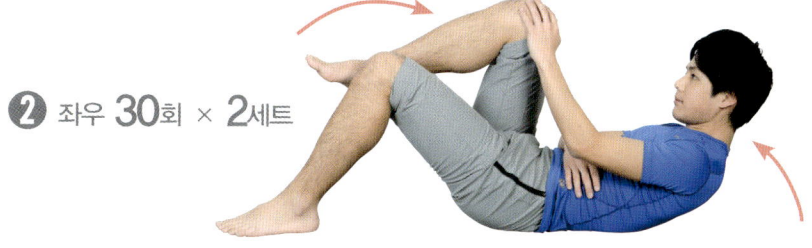

❸ 좌우 30회 × 2세트

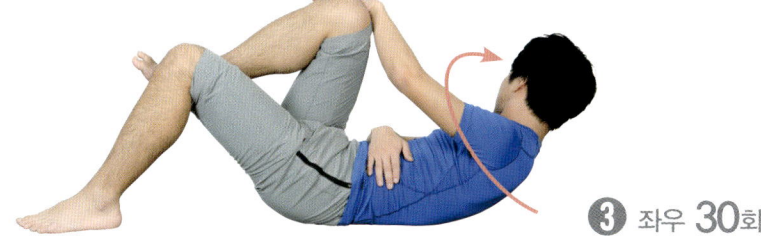

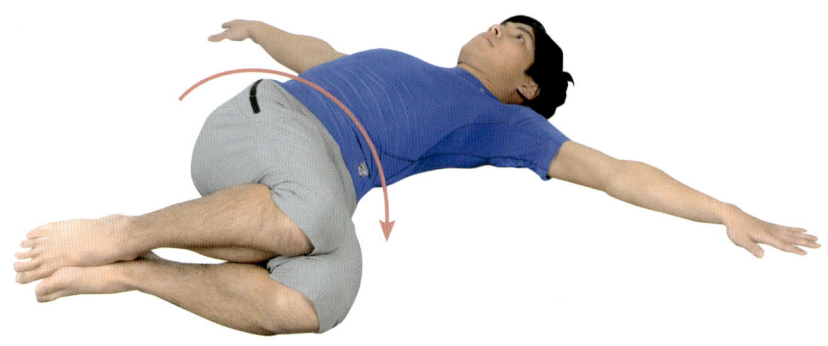

Menu 4

허리를 튼튼하게 해주는 스트레칭 ① | 118p

40회 × **2**세트

팔을 펴고 누운 상태에서 무릎을 굽혀 좌우로 기울인다.

Menu 5

허벅지를 가늘게 해주는 스트레칭 ① | 48p

좌우 **1**분 **30**초

한쪽 무릎을 짚은 자세에서 뒷다리를 양손으로 잡고 당긴다.

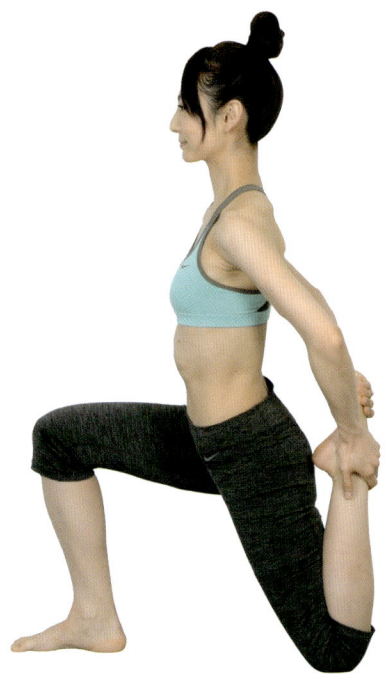

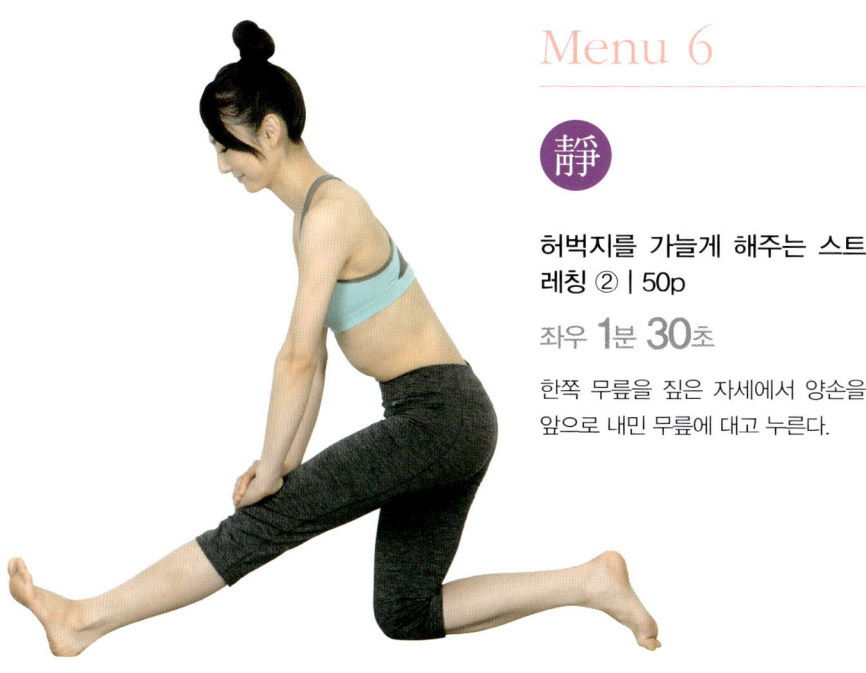

Menu 6

靜

허벅지를 가늘게 해주는 스트레칭 ② | 50p

좌우 **1**분 **30**초

한쪽 무릎을 짚은 자세에서 양손을 앞으로 내민 무릎에 대고 누른다.

Menu 7

엉덩이를 탄력 있게 해주는 스트레칭 | 53p

좌우 **1**분 **30**초

다리를 교차해 앉은 상태에서, 세운 무릎을 양팔로 안아 반대쪽 가슴으로 당긴다.

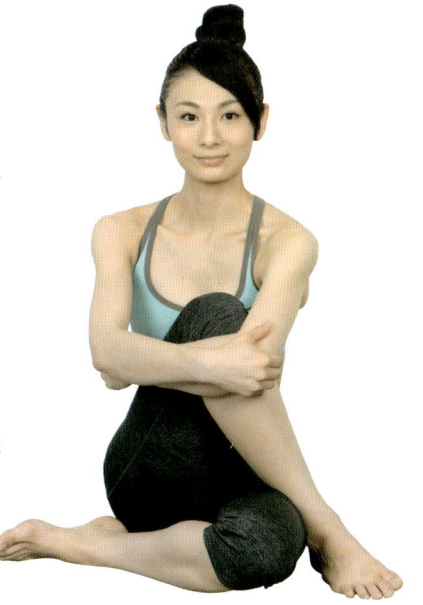

Option

등 근육을 조여주는 스트레칭 | 39p

엉덩이를 조여주는 스트레칭 ① | 77p

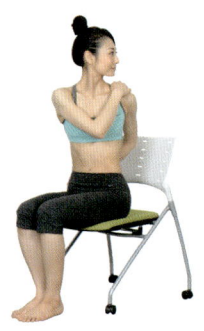

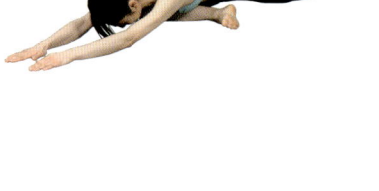

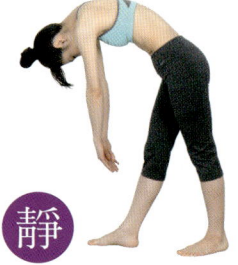

허벅지 아래를 조여주는 스트레칭 ① | 92p

허벅지 아래를 조여주는 스트레칭 ② | 94p

허벅지 앞쪽을 날씬하게 해주는 스트레칭 | 98p

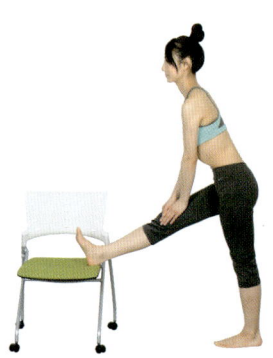

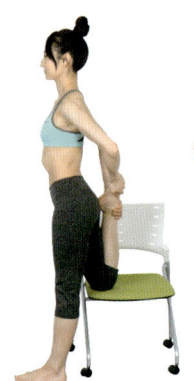

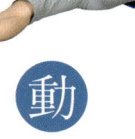

허리를 튼튼하게 해주는 스트레칭 ② | 120p

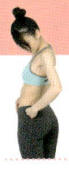# 엉덩이를 탄력 있게 해주는 프로그램

엉덩이를 탄력 있게 해주는 프로그램은 동적 스트레칭이 4동작, 정적 스트레칭이 3동작입니다. 약 25~30분 동안 진행합니다.

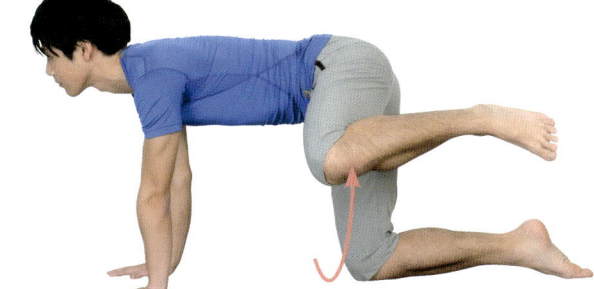

Menu 1

고관절을 풀어주는 스트레칭 ① | 102p

좌우 **20**회 × **2**세트

동물 자세에서 한쪽 다리를 옆으로 올렸다가 내린다.

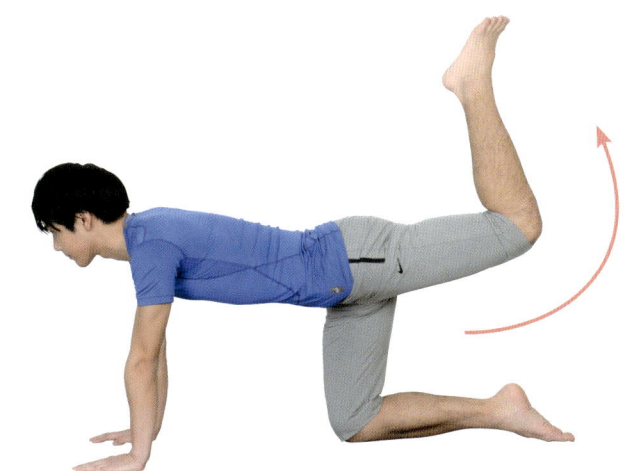

Menu 2

고관절을 풀어주는 스트레칭 ② | 103p

좌우 **20**회 × **2**세트

동물 자세에서 다리를 뒤로 차듯이 올렸다가 내린다.

Menu 3

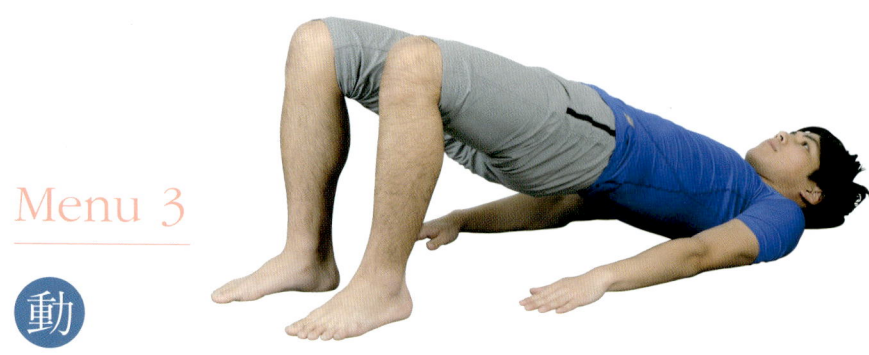

動

등을 조여주는 스트레칭 | 117p

2분 × 2세트

누워서 허리를 올린 상태를 20초간 유지했다가 내리는 동작을 반복한다.

Menu 4

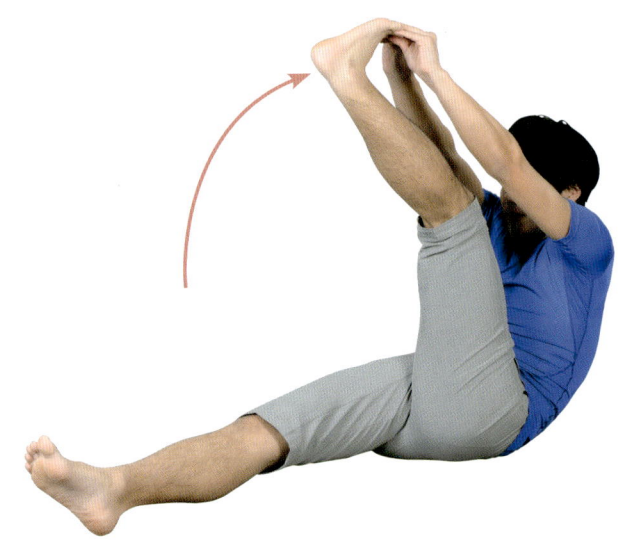

動

다리 전체를 가늘게 해주는 스트레칭 | 106p

좌우 20회 × 2세트

양손으로 발가락 끝을 잡은 채 다리를 위로 크게 폈다가 되돌아온다.

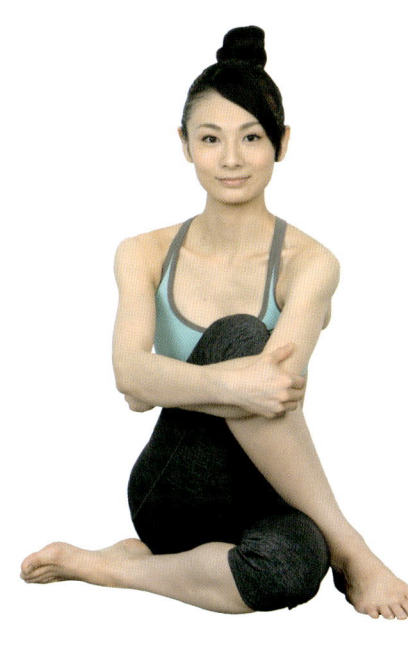

Menu 5

엉덩이를 탄력 있게 해주는 스트레칭 | 53p

좌우 1분 30초

다리를 교차해 앉은 상태에서, 세운 무릎을 양팔로 안아 반대쪽 가슴으로 당긴다.

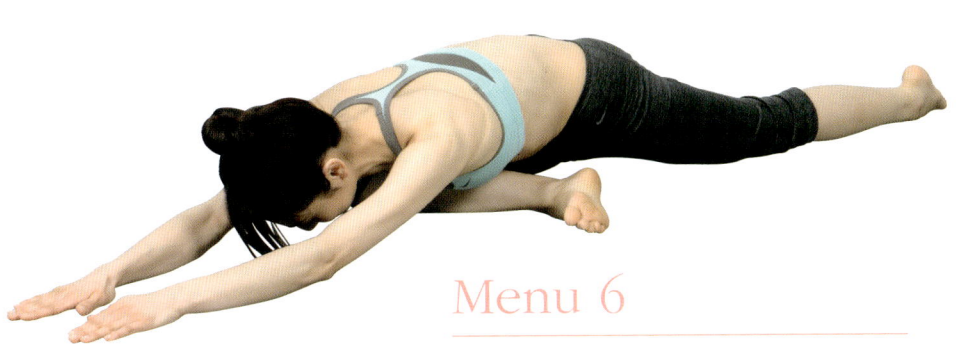

Menu 6

엉덩이를 조여주는 스트레칭 ① | 77p

좌우 1분 30초

다리를 앞뒤로 벌리고 앉아, 상체를 앞으로 숙여 엉덩이 근육을 이완시킨다.

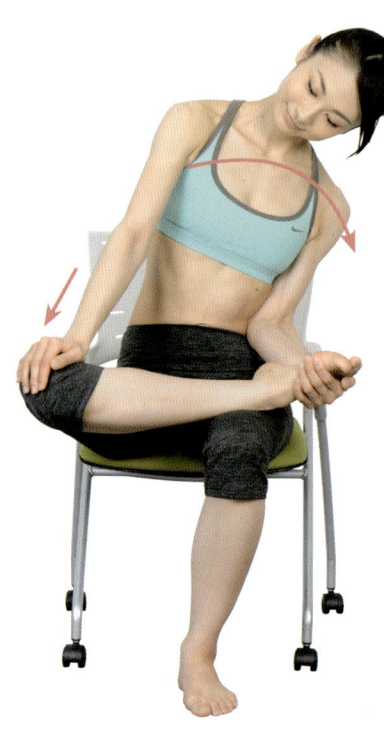

Menu 7

엉덩이를 조여주는 스트레칭 ② | 80p

좌우 **1**분 **30**초

의자에 앉아, 한쪽 무릎을 누르며 몸을 반대쪽으로 기울여 엉덩이 근육을 이완시킨다.

--- **Option** ---

허벅지 살을 빼주는 스트레칭 ①
| 104p

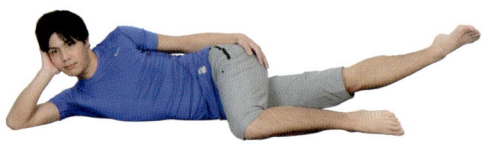

허벅지 살을 빼주는 스트레칭 ②
| 105p

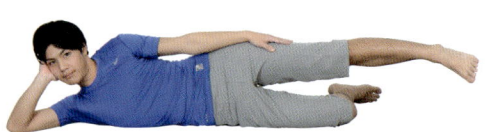

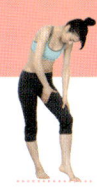
허벅지 살을 빼주는 프로그램

허벅지를 가늘게 해주는 프로그램은 동적 스트레칭이 2동작, 정적 스트레칭이 5동작입니다. 약 25~30분 동안 진행합니다.

Menu 1

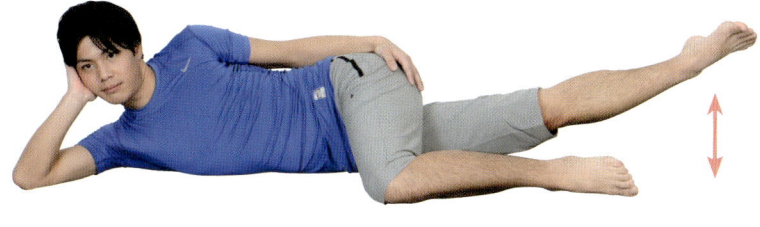

허벅지 살을 빼주는 스트레칭 ① | 104p

좌우 **30**회 × **2**세트

옆으로 누워 한쪽 무릎을 굽히고, 아래에 있는 다리를 바닥에 발이 닿지 않게 상하로 움직인다.

Menu 2

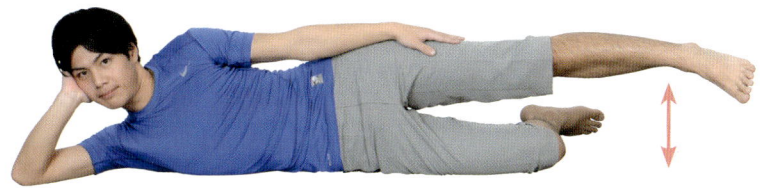

허벅지 살을 빼주는 스트레칭 ② | 105p

좌우 **30**회 × **2**세트

옆으로 누워 한쪽 무릎을 굽히고, 위에 있는 다리를 바닥에 발이 닿지 않게 상하로 움직인다.

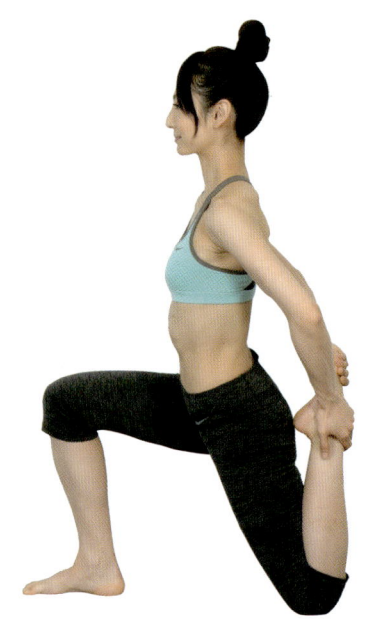

Menu 3

허벅지를 가늘게 해주는 스트레칭 ① | 48p

좌우 **1**분 **30**초

한쪽 무릎을 짚은 자세에서 뒷다리를 양손으로 잡고 당긴다.

Menu 4

허벅지를 가늘게 해주는 스트레칭 ② | 50p

좌우 **1**분 **30**초

한쪽 무릎을 짚은 자세에서 양손을 앞으로 내민 무릎에 대고 누른다.

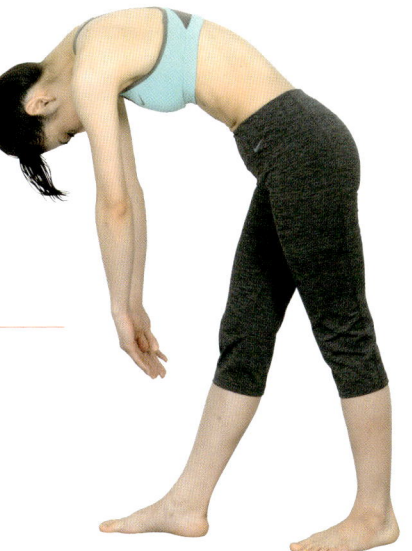

Menu 5

허벅지 아래를 조여주는 스트레칭 ① | 92p

좌우 **1분 30초**

발을 앞뒤로 벌리고 양 무릎을 편 상태에서 몸을 앞으로 숙인다.

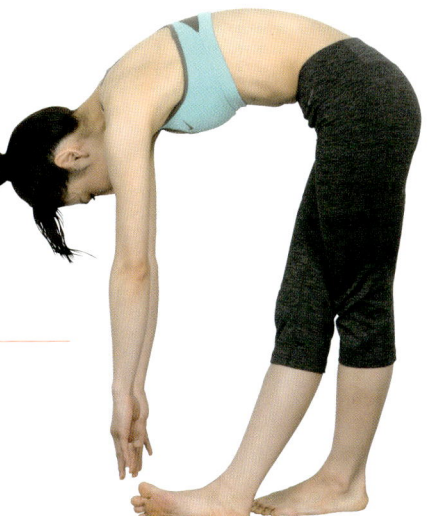

Menu 6

무릎 아래를 풀어주는 스트레칭 ③ | 89p

좌우 **1분 30초**

양다리를 교차하고 무릎을 편 상태에서 몸을 앞으로 숙인다.

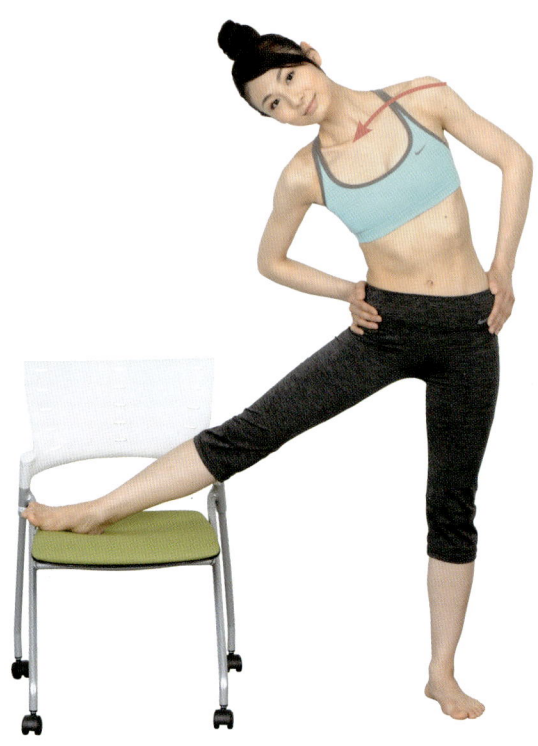

Menu 7

허벅지 안쪽을 날씬하게 하는 스트레칭 | 96p

좌우 **1**분 **30**초

의자에 한쪽 다리를 올려 몸을 옆으로 기울인다.

--- Option ---

어깨 주위를 풀어주는 스트레칭 ① | 72p

어깨 주위를 풀어주는 스트레칭 ② | 73p

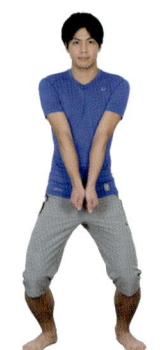

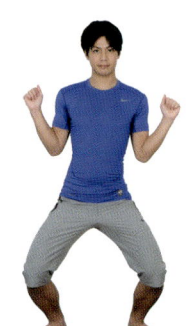

허리를 튼튼하게 해주는 스트레칭 ② | 120p

Option

엉덩이를 조여주는 스트레칭 ② | 80p

등을 시원하게 해주는 스트레칭 ③ | 127p

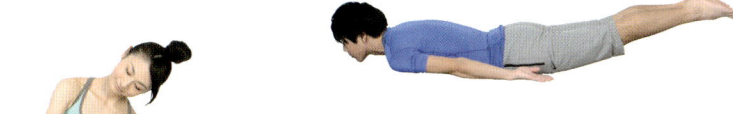

다리 전체를 가늘게 해주는 스트레칭 | 106p

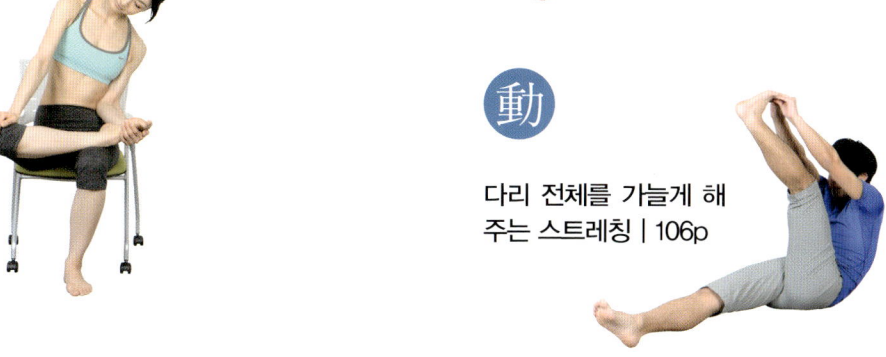

엉덩이를 탄력 있게 해주는 스트레칭 | 53p

무릎 아래를 풀어주는 스트레칭 ① | 83p

엉덩이를 조여주는 스트레칭 ① | 77p

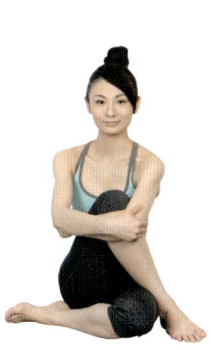

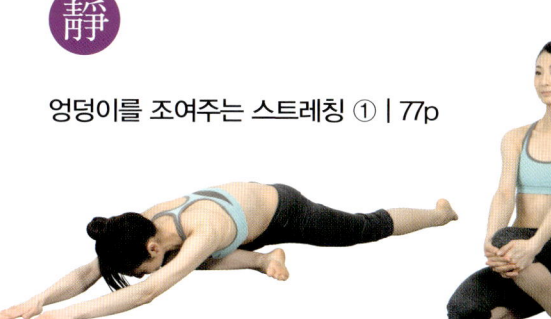

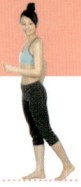
종아리를 조여주는 프로그램

종아리를 가늘게 조여주는 프로그램은 동적 스트레칭이 2동작, 정적 스트레칭이 5동작입니다. 약 25~30분 동안 진행합니다.

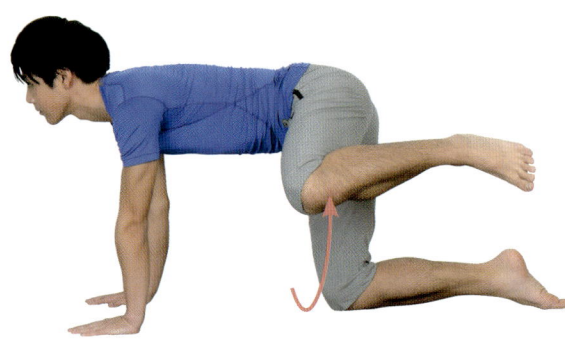

Menu 1

고관절을 풀어주는 스트레칭 ① | 102p

좌우 **20**회 × **2**세트

동물 자세에서 한쪽 다리를 옆으로 올렸다가 내린다.

Menu 2

고관절을 풀어주는 스트레칭 ② | 103p

좌우 **20**회 × **2**세트

동물 자세에서 다리를 뒤로 차듯이 올렸다가 내린다.

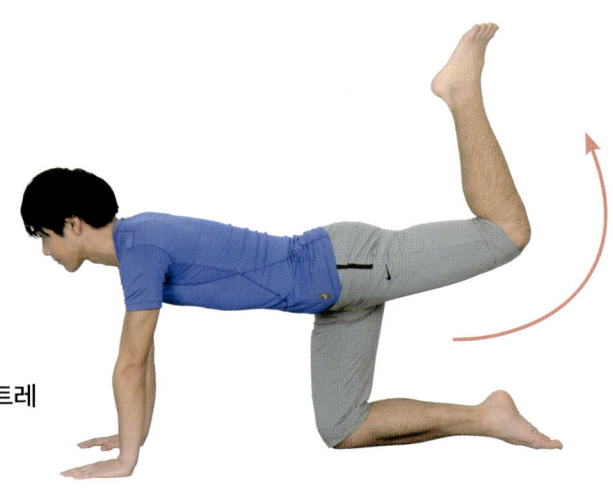

Menu 3

허벅지 아래를 조여주는 스트레칭 ① | 92p

좌우 **1**분 **30**초

발을 앞뒤로 벌리고 양 무릎을 편 상태에서 몸을 앞으로 숙인다.

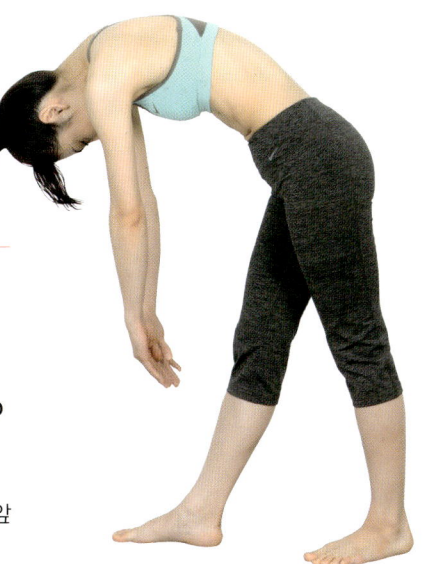

Menu 4

무릎 아래를 풀어주는 스트레칭 ③ | 89p

좌우 **1**분 **30**초

양다리를 교차하고 무릎을 편 상태에서 몸을 앞으로 숙인다.

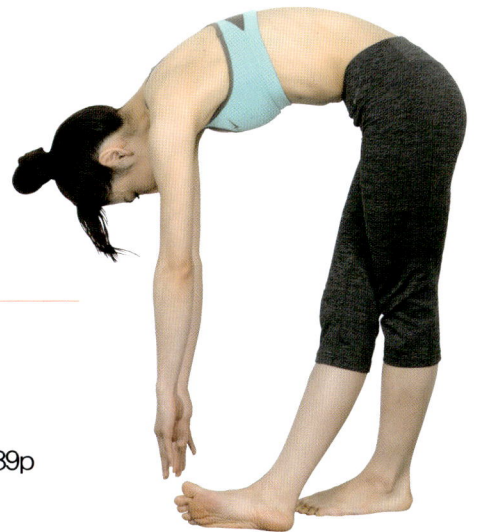

Menu 5

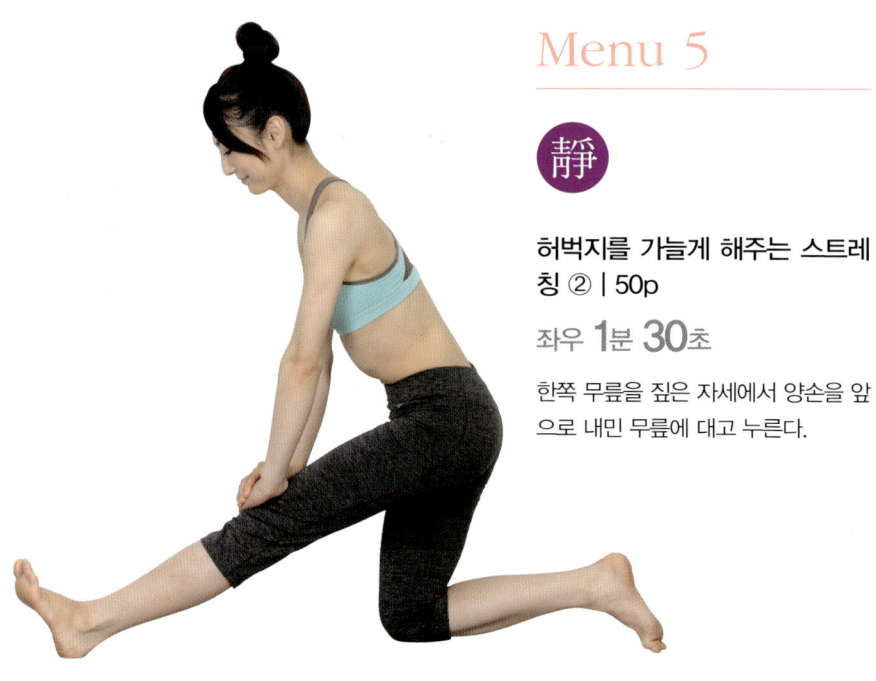

靜

허벅지를 가늘게 해주는 스트레칭 ② | 50p

좌우 **1분 30초**

한쪽 무릎을 짚은 자세에서 양손을 앞으로 내민 무릎에 대고 누른다.

Menu 6

무릎 아래를 풀어주는 스트레칭 ① | 83p

좌우 **1분 30초**

무릎 꿇고 앉아서 한쪽 무릎을 당겨 올린다.

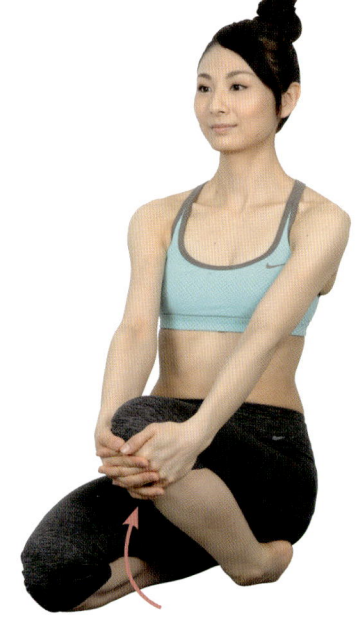

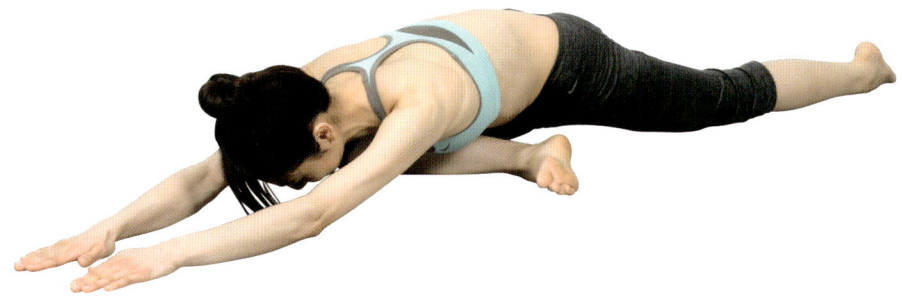

Menu 7

엉덩이를 조여주는 스트레칭 ① | 77p

좌우 **1**분 **30**초

다리를 앞뒤로 벌리고 앉아, 상체를 앞으로 숙여 엉덩이 근육을 이완시킨다.

Menu 8

엉덩이를 조여주는 스트레칭 ② | 80p

좌우 **1**분 **30**초

의자에 앉아, 한쪽 무릎을 누르며 몸을 반대쪽으로 기울여 엉덩이 근육을 이완시킨다.

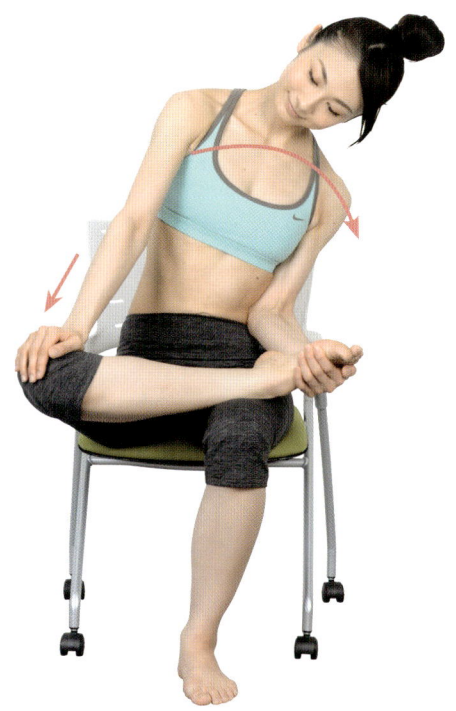

| 맺음말 |

　지금까지 소개한 스트레칭을 잘 따라해보셨나요? 앞에서도 언급했습니다만, 유연성의 향상과 함께 체지방이 감소하고 혈액순환이 좋아지는 걸 체감했을 것입니다. 또한 스트레칭을 하면서 근육이 부드러워지고 몸이 가벼워지는 것도 바로 느꼈을 테지요.
　다양한 스트레칭 동작을 몸이 굳은 사람, 보통인 사람, 유연한 사람으로 유연성에 따라 3단계로 나누고, 여기에 동작 포인트를 더해 소개해드렸습니다. 여러분 중에는 어떤 동작은 유연한 사람을 위한 자세가 되지만, 다른 동작에서는 굳은 사람을 위한 자세밖에 안 되는 사람도 있을 것입니다. 신체 부위의 유연성은 사람마다 다르기 때문에 몸이 굳은 사람을 위한 동작만 되더라도 당황할 필요는 없습니다. 꾸준하고 천천히, 할 수 있는 범위까지만 이완시켜도 근육의 유연성은 나날이 좋아지기 때문입니다.
　책에서 소개한 동작 중에 어려운 것은 하나도 없습니다. 중요한 것은 바른 자세로 스트레칭을 하는지, 또 그것을 꾸준히 지속할 수 있는지 여부입니다. 그렇게 할 수만 있다면 체지방은 반드시 감소합니다.
　저는 세계적으로 유명한 운동선수, 그리고 모델이나 배우 및 전국에서 찾아오는 수많은 근육 관련 환자들에게 근육을 부드럽게 유지하고 혈액순환을 개선하는 것의 중요성, 또한 그것이 몸에 어떤 효과를 미치는지를 알리기 위해 노력해왔습니다. 책에서 소개한 스트레칭이나 근육을 이완시키는 방법의 핵심은 모두 그 같은 경험을 통해 익힌 것들입니다. 물론 그렇게 실천한 사람들은 모두 효과를 볼 수 있었습니다. 이 책을 보는 여러분에게도 꼭 도움이 될 거라 확신합니다.

메디컬 트레이너
이와이 다카아키

몸이 굳은 사람은
이완되는 범위부터라도 충분!!

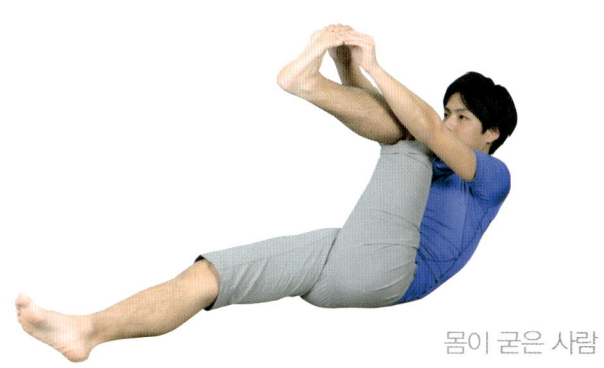

몸이 굳은 사람

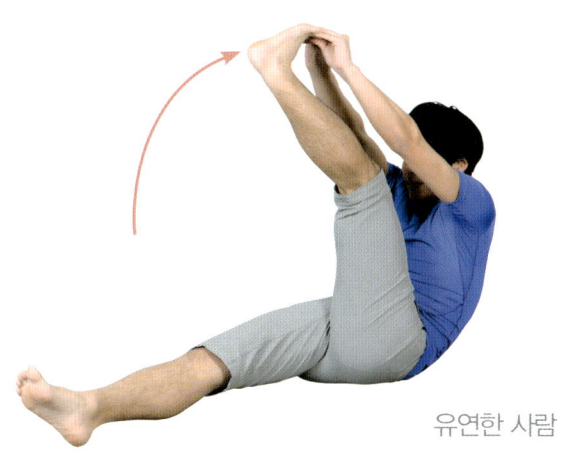

유연한 사람

몸이 유연해지면 통증은 사라지고 체지방은 준다!
몸이 굳은 사람일수록 살이 빠지는 스트레칭

초판 1쇄 발행일 | 2015년 12월 30일
초판 5쇄 발행일 | 2021년 8월 15일

지은이 | 이와이 다카아키
옮긴이 | 이해수
펴낸곳 | 도서출판 좋은날들
출판등록 | 제2011-000196호
등록일자 | 2010년 9월 9일
일원화공급처 | (주)북새통
(03955) 서울시 마포구 월드컵로36길 18 902호
전화 | 02-338-7270 · 팩스 | 02-338-7160
디자인 | su:

편집 | SEA,LLC(아라이 슌이치)
사진 | 모리 몰리 다카히로
모델 | 스즈키 나쓰키(Grandia), 아카자와 렌(Grandia)
일러스트 | 다카기 마이코

copyright ⓒ 이와이 다카아키, 2015
ISBN 978-89-98625-26-9 13510

* 잘못 만들어진 책은 서점에서 바꾸어드립니다.

KARADA GA KATAIHITO HODO YASERU STRETCH by Takaaki Iwai
Copyright ⓒ Takaaki Iwai, 2014
ⓒ 2014 Mynavi Publishing Corporation. All rights reserved
Original Japanese edition published by Mynavi Publishing Corporation
Korean translation copyright ⓒ 2015 by good days books
This Korean edition published by arrangement with Mynavi Publishing Corporation, Tokyo,
through HonnoKizuna, Inc., Tokyo, and BC Agency

이 책의 한국어판 저작권은 BC 에이전시를 통한 저작권자와의 독점 계약으로 좋은날들에 있습니다.
저작권법에 의해 한국 내에서 보호를 받는 저작물이므로 무단전재와 복제를 금합니다.

하루 25분 스트레칭 프로그램

여기에 소개된 동작들은 몸 부위별 강화 프로그램(6장)으로 본문의 스트레칭보다 운동 강도가 높습니다.
내게 알맞은 동작과 강도(스트레칭 구성, 시간, 횟수)를 조합해 나만의 스트레칭 프로그램을 만들어보세요!

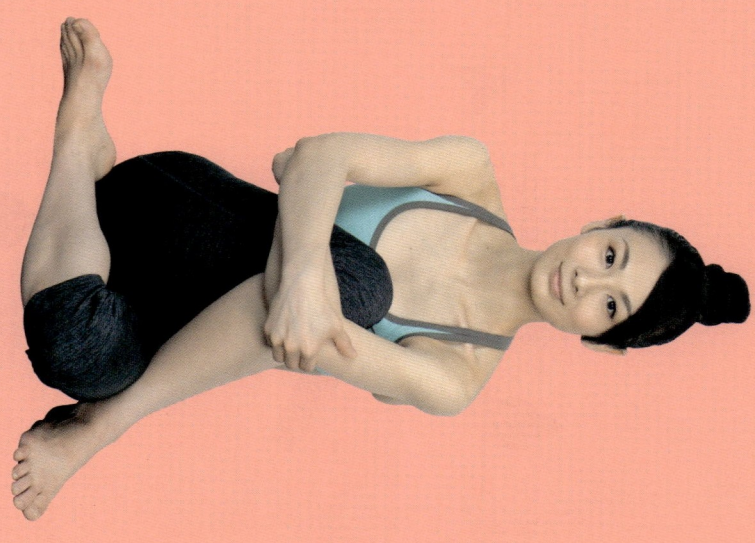

하루 25분 스트레칭 프로그램

팔뚝

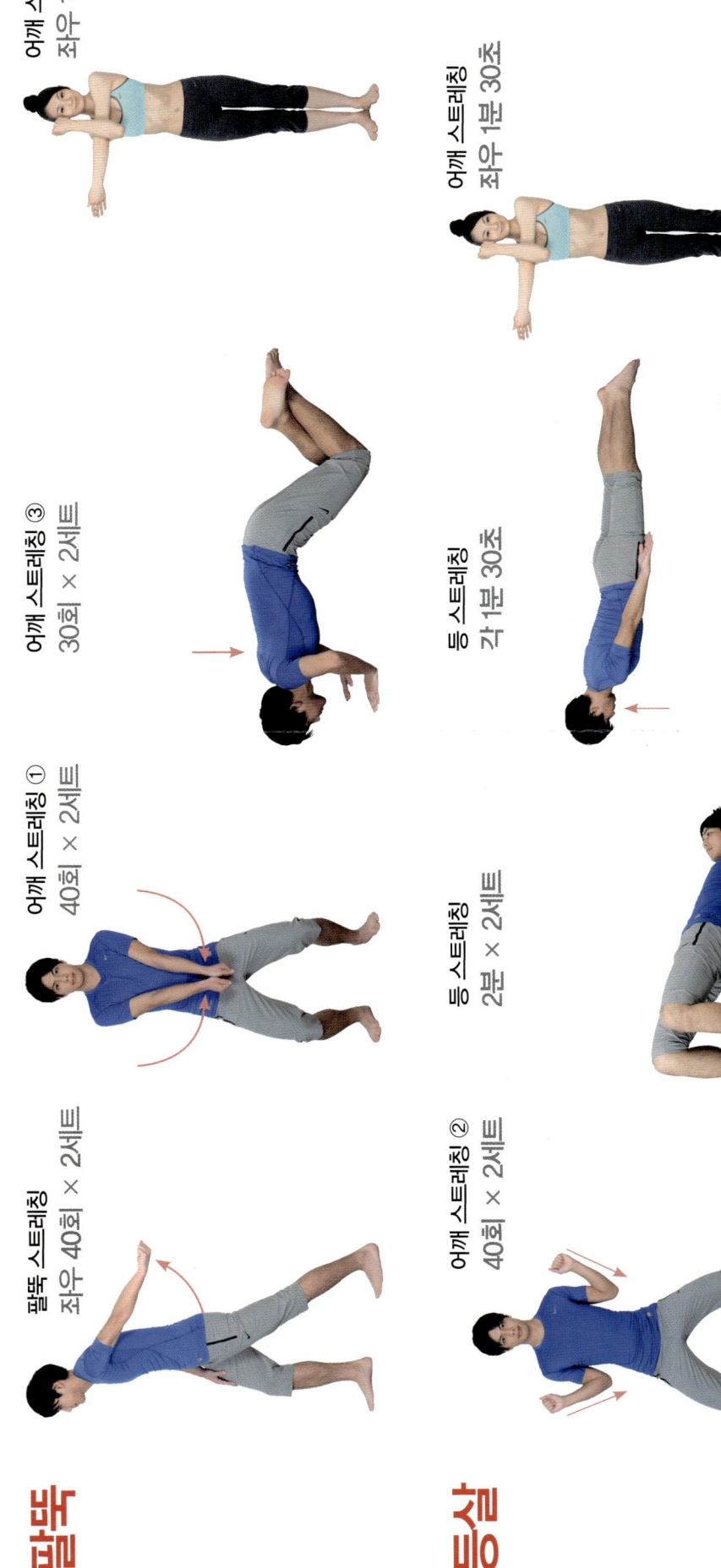

- 팔뚝 스트레칭 — 좌우 40회 × 2세트
- 어깨 스트레칭 ① — 40회 × 2세트
- 어깨 스트레칭 ③ — 30회 × 2세트
- 어깨 스트레칭 — 좌우 1분 30초
- 어깨와 팔뚝 스트레칭 — 좌우 1분 30초
- 아래팔 스트레칭 — 좌우 1분 30초

등/쉴

- 어깨 스트레칭 ② — 40회 × 2세트
- 등 스트레칭 — 2분 × 2세트
- 등 스트레칭 — 각 1분 30초
- 어깨 스트레칭 — 좌우 1분 30초
- 어깨와 팔뚝 스트레칭 — 좌우 1분 30초
- 가슴 스트레칭 — 좌우 1분 30초
- 등 스트레칭 — 좌우 1분 30초

뱃살

- 고관절 스트레칭 ① — 좌우 20회 × 2세트
- 고관절 스트레칭 ② — 좌우 20회 × 2세트
- 뱃살 스트레칭 — 좌우 30회 × 2세트
- 허리 스트레칭 — 40회 × 2세트
- 하벅지 스트레칭 ① — 좌우 1분 30초
- 하벅지 스트레칭 ② — 좌우 1분 30초
- 엉덩이 스트레칭 — 좌우 1분 30초

엉덩이

고관절 스트레칭 ①	고관절 스트레칭 ②	등 스트레칭	다리 스트레칭	엉덩이 스트레칭	엉덩이 스트레칭 ①	엉덩이 스트레칭 ②
좌우 20회 × 2세트	좌우 20회 × 2세트	2분 × 2세트	좌우 20회 × 2세트	좌우 1분 30초	좌우 1분 30초	좌우 1분 30초

복지

	허벅지 스트레칭	허벅지 스트레칭 ①	허벅지 스트레칭 ②	허벅지 아래 스트레칭 ①	무릎 아래 스트레칭 ③	허벅지 안쪽 스트레칭
	좌우 30회 × 2세트	좌우 1분 30초	좌우 1분 30초	좌우 1분 30초	좌우 1분 30초	좌우 1분 30초

아리

고관절 스트레칭 ①	고관절 스트레칭 ②	무릎 아래 스트레칭 ③	허벅지 스트레칭	무릎 아래 스트레칭 ①	엉덩이 스트레칭 ①	엉덩이 스트레칭 ②
좌우 20회 × 2세트	좌우 20회 × 2세트	좌우 1분 30초	좌우 1분 30초	좌우 1분 30초	좌우 1분 30초	좌우 1분 30초